「がんにならない人」の習慣、ぜんぶ集めました。

工藤孝文［監修］
ホームライフ取材班［編］

JN203683

青春新書
PLAYBOOKS

がんは「生活習慣病」。だから、習慣を変えれば予防できる！

日本人の死因の第1位はがん。一生のうちに2人に1人は発症し、男性の4人に1人、女性の6人に1人は死亡する。

残念ながら、いつかはがんだと告知される可能性は高い。しかし、逆に考えてみたら、2人に1人はがんとは無関係の人生をおくる。がんになるか、ならないか。この大きな違いはどこからくるのか。

大半のがんの要因は遺伝ではない。心臓病や脳卒中、糖尿病などと同じく、日々の良くない生活習慣が積み重なって発症する。がんは「生活習慣病」のひとつなのだ。

そこで、本書ではがんになりにくい人の習慣を幅広く考察。日ごろの食べ方や食品の選び方、調理の仕方、運動のヒント、体調管理やケアする方法など、がんのリスクを下げるポイントや秘訣、裏技などをピックアップした。

集めたのは、効果の高さが確かめられている123項目。いつまでもがんと無縁でいるために、日々実践することを強くおすすめする。

part 1 がんにならない人の「食べ方」の習慣、ぜんぶ集めました。

熱い飲みものや食べものは「フーフー」してから。がんにならない人は、じつはネコ舌？ 16
大腸がんのリスクから見れば、「赤身肉」はヘルシーではない!? 18
コンビニ弁当、温めますか？　温めない派が、大腸がんになりにくいかも 19
1日3食、味噌汁を飲む女性は、乳がんのリスクが40％も低くなる！ 21
魚をよく食べる人は、がんの発症リスクが数10％も低い！ 22
前立腺がんのリスクが高まるから、乳製品はほどほどにしている 23
果物の皮を食べるか捨てるか。その選択が将来の健康を決める？ 24
コーヒーを毎日飲む人は、肝臓がんのリスクが半減する！ 25

コーヒーは苦いから嫌い。そんな人は緑茶を飲んで健康を保つ 27
和食は塩分の多いことが玉にキズ。いつも減塩を頭に入れて食事する 29
イタリア料理が好きな人は、がんにならない可能性あり！ 31
激辛好きと、そうでない人。食道がんになりにくいのは、やっぱり… 33
やっぱり、野菜をたくさん食べる人は、いろいろながんになりにくい 34
麺類はラーメンではなくタンメン、カルボナーラではなくポモドーロにする 35
がんにならない人は、忙しくても朝食を抜かない 36
朝は忙しくて食べる時間なんてない…。そんな人は無塩の野菜ジュースを飲む 37
小腹がすいたらお菓子ではなく、プチトマトやバナナを食べる 38
3時のおやつにナッツをぽりぽり。こんな人はがんになりにくい 39
がんにも糖尿病にもなりにくい人は、ごはんのおかわりをしない？ 41
スーパーの買い物で、こっそり裏返して食品表示をチェックしている 43
がんになりにくい人は、ソーセージやハムをあまり食べない 44
食事は「1日単位」ではなく、「1週間単位」で帳尻を合わせる 45
すでに、中年…高齢者…。いまから健康的な食生活を心がけても間に合う⁉ 46

part 2

がんにならない人の「体を動かす」習慣、ぜんぶ集めました。

権威あるがん研究機関のお墨付き。よく運動する人は、やっぱりがんになりにくい！ 48
1日4〜5分だけ、ちょっときつめに体を動かす。
そんな人はがんになるリスクが30％も低い！ 50
毎日そこそこ歩き、週末にちょっと汗をかく。激しい運動はしなくてＯＫ！ 52
1日40分以上立って動く。65歳以上なら、それだけでがんのリスクが下がる！ 53
スポーツは苦手でも、がんにならない人は、風呂掃除や雑巾がけに精を出している 54
ただの歩行を良い運動にする人は、姿勢を正してすたすた歩く 55
1日8500歩以上歩く人のがんのリスクは、6000歩未満の人の約3分の1！ 56
普段はさぼっても、週末に運動するだけで、がんのリスクが20％近くも下がる！ 57
女性は運動を週3回すれば、乳がんのリスクがぐっと下がる！ 58
デスクワーク中でも30分に1回は、とくに用がなくても立ち上がる 59

仕事が忙しくて、運動するヒマがない…。そんな人に「貧乏ゆすり」のすすめ 61
1日のほとんどを座って過ごす女性は、乳がんのリスクが高い！ 63
乳がんになりにくい人は、早朝の運動を習慣にしている 64
「テレビをあまり見ない人」は、なぜ、がんになりにくいのか？ 66
運動が苦手な人は、1日「プラス10分」の運動を心がけている 67
ジョギングやジム通いをしなくても、イヌを飼っている人は健康 68
がんにならない人は「筋トレ」に励み、がん細胞を生み出す炎症をなくす！ 70
マッチョを目指すのではなく、がん予防の筋トレならほどほどに 71
ジムに通わない人は家でこっそり、スクワットや腹筋運動をする 72
運動が長続きする人は、ハードルをぐっと低くしてスタートする 73
運動が「三日坊主」になっても気にしない。三日坊主を繰り返す人が健康を保つ 74
昼休みに食事をするとき、職場から遠いところにある店を選ぶ 75
職場で休憩をするとき、軽く体操をする習慣がある 76
駅ではエスカレーターを使わず、できるだけ階段を歩くようにしている 77
暮らしに車が必需品の地域でも、買い物は最寄りの店まで歩く 78

part 3

がんにならない人の「食品選び」の習慣、ぜんぶ集めました。

「赤い肉」と「白い肉」。がんにならない人が好むのはどっち？ 80
「赤い肉」を食べてもOK。でも、翌日は「白い肉」か魚を食べる 82
アメリカが国家予算をかけて調べた、がん予防によく効く野菜とは⁉ 83
「ニンニク」の強烈なにおいが持つ、がん予防効果はすごい！ 84
がん予防効果が高いのは、意外にも、「大根」「キャベツ」などごく普通の野菜だった！ 86
サラダに添えて食べたいのは、最強の健康野菜「ブロッコリースプラウト」 88
抗がん作用のある物質が豊富！「タマネギ」を使った料理をよく食べる 90
β-カロテンの量がトップクラス！「ニンジン」を食べる男性は胃がんになりにくい 91
「トマト」の鮮やかな赤色のもと、リコピンの抗酸化作用でがんを予防 93
夏はやっぱり「ゴーヤー」チャンプルー。あの苦みががんの発生を抑えてくれる 94
「ショウガ」の成分、ジンゲロールは消化器系のがん抑制に効果あり 95
「セロリ」と「パセリ」の香りを好む人は、いろいろながんになりにくい 96

大腸がんになりにくい人は、「牛乳」からカルシウムを補給している 97
じつは、がん予防に効果大のキノコ類。
毎日「シイタケ1枚」程度を食べるだけでOK! 99
イチゴ、スイカ、カキ、ミカン。がんにならない人は四季の果物が大好き 100
バラエティー豊かな柑橘類のなかでも、
「温州ミカン」のがん予防効果が格別高い理由は? 101
がんにならない人が好む果物は、人気のスーパーフード「アサイー」 102
大腸がんにならない人がよく食べる、効能抜群の「ブルーベリー」「ブラックベリー」 103
「森のバター」アボカドの脂肪分は、バターとは比較にならないヘルシーさ 104
「海藻」のネバネバ成分、フコイダンが細胞のがん化を抑えてくれる 105
主食は白米よりもち麦入り、食パンよりも全粒粉パンを 106

part 4
がんにならない人の「体調管理」の習慣、ぜんぶ集めました。

がんにならない人は、ややぽっちゃり体型をキープしている⁉ 108

太るにつれてがん危険度はアップ！　健康な人は毎日体重計に乗る 110
ズボンやスカートを履くとき、サイズがきつくなっていないか気をつける 111
ダイエットに励んでも、細過ぎるモデル体型は決して目指さない 112
早食いしないでゆっくり食べる。これが太らず、がんにもなりにくい食べ方 113
適度な体重をキープする人は、野菜や肉から先に食べている 115
がんにならない人は、寝る3時間前までに夕食を済ませている 117
熟睡は大事ながん予防策。細胞を修復する成長ホルモンが分泌される！ 119
毎晩、ぐっすり眠るために、食物繊維たっぷりの夕食を取る 120
がんと無縁な人は、寝酒の力を借りて寝ようとはしない 121
とにかく毎日、よく眠る。寝不足が日常になると、大腸がんのリスクが2倍になる！ 123
がんにならない人は、9時間以上眠るようなことはしない 124
「いびきが大きい」と家族に指摘されたら、睡眠時無呼吸症候群ではないかと疑う 126
休日には山や緑の多い公園に行き、森林浴をして心を癒す 127
がんにならない人は「ボディスキャン」でストレスを解消する 129
健康をキープする人は、用がなければコンビニには入らない 131
ラーメンを注文したときには、スープはどのくらい残すべきか 132

元気に暮らせる人は、「がんに効く食品」に偏った食事を取らない 133
お笑い番組を観て爆笑。ＮＫ細胞が活性化して細胞のがん化を防ぐ 134
「笑いヨガ」で理由もなく大笑い。スッキリしてストレスを一掃 136
疲れた日はニコッと「作り笑い」。楽しいことがあったと脳がだまされる 137
がんにならない人は、少々イヤなことがあってもくよくよしない 138

part 5 がんにならない人の「調理」の習慣、ぜんぶ集めました。

塩焼きは塩を表面に軽く振り、なかまで染み込ませないのが賢い調理法 140
魚は煮つけよりも、焼き魚やホイル蒸しのほうがヘルシー 141
がんにならない人は、サバ缶やイワシ缶を常備している 142
ムニエルはバターではなく、オリーブオイルや米油で調理するのが正解 143
だしをしっかりきかせて、減塩プラス太りにくい味覚をキープ！ 145
がん予防の理想的な食事、「１９７５年の日本食」とはどんなもの？ 147

食事の支度中に唱えると、がんにならない。「まごはやさしい」という呪文 149
無機ヒ素の多い「ヒジキ」は、水でよく洗ってから調理する 151
秋田県で胃がんが多く、九州では少ない。理由はあの伝統的な食べものにあった 152
塩辛、魚卵、塩漬けの魚…塩辛いものはあまり食べない 154
がんにならない人が毎日食べる、色の濃い5種類の野菜とは? 155
がんにならない人が「リンゴ」を皮ごと食べるのにはわけがある 157
がんにならない人は、1日に野菜料理を小鉢で5品食べる 159
大腸がんになりにくい人は、食物繊維の多い食べものを欠かさない 160

part 6 がんにならない人の「からだケア」の習慣、ぜんぶ集めました。

がんにならない人は歯がきれい。歯磨きに加えて定期的に歯科検診も 162
胃がんになりにくい人は、ピロリ菌の除菌をしている 164
肺がんが心配な人が、レントゲンではなく、胸部CT検査を受けるワケ 165

一度でもポリープが見つかった人は、数年ごとに大腸内視鏡検査を受ける　166
糖尿病の人は年1回、腹部超音波検査ですい臓がんを調べる　167
健康な女性は2年に1回、子宮頸がん検診を受けている　168
肝臓がんになりにくい人は、肝炎ウイルスの検査を受けている　169
下痢しやすいのは潰瘍性大腸炎かも？　大腸がん予防のために早く治療しておく　170
がんはあまり遺伝しないが、親が大腸がんや乳がんなら検診を欠かさない　171
酒好きでもがんになりにくい人は、飲む量をコントロールしている　172
お酒を飲む量も「1日単位」ではなく、「1週間単位」で考える　173
飲むと顔が赤くなるタイプは、食道がんになりやすいので控えめに飲む　174
発がん性物質が約60種も！　がんにならない人はタバコを吸わない　175

part 7 絶対NG！「がんになりやすい人」の習慣、ぜんぶ集めました。

愛煙家の夫を持つ妻は悲惨。肺がんリスクが34%も高くなる！　178

タバコを吸いつつ熱々の激辛料理でお酒を飲む。これでは食道の負担が大き過ぎ！ 180
食事で「超加工食品」の割合が10％増すごとに、がんのリスクが12％アップする！ 181
β-カロテンのサプリメントに頼ると、がんのリスクが高まることも！ 183
清涼飲料水の甘味が腸内環境を破壊！　がん細胞に変化しやすい環境に… 185

本文デザイン／青木佐和子
編集協力／編集工房リテラ（田中浩之）

part 1

がんにならない人の「食べ方」の習慣、ぜんぶ集めました。

がんになりにくい人は、
がんになりやすい人とは
食事の取り方がちょっと違う。
食べ方の習慣を真似れば、
発症リスクがどんどん低下する！

熱い飲みものや食べものは「フーフー」してから。がんにならない人は、じつはネコ舌⁉

できたての温かい料理を口にすると、それだけで何となく幸せな気分になるものだ。しかし、温かいを通り越して、熱々の料理をよく食べるのはやめたほうがいい。食道がんになりにくい人は、決してやらない食べ方だ。

熱いものが食道がんの原因になることは、これまでに多くの研究で明らかになっている。なかでも有名な研究は、南アメリカで好まれるマテ茶との関係だ。

マテ茶にはビタミンや鉄分、カルシウム、ポリフェノールなどが豊富に含まれていて、「飲むサラダ」ともいわれている。成分そのものはヘルシーなのだが、問題はその飲み方だ。現地では独特の茶器に茶葉を入れて熱湯を注ぎ、鉄製のストローで飲む。口に入ってくるマテ茶は熱々で、舌やのどがやけどするケースもあるようだ。

このマテ茶について調べたところ、よく飲む習慣のある人は飲まない人と比べて、食道がんのリスクが約60％も高いという結果になった。がんを引き起こすのは、成分ではなく熱さそのもので、リスクはマテ茶が熱くなるほど高まることもわかった。

日本にも、食道がんが熱いものと関連するという調査がある。以前、奈良県と和歌山県には食道がんの発生が多く、これは郷土食である熱々の茶粥《ちゃがゆ》を食べる習慣が原因だと指摘されていた。

5万人以上を対象とし、熱いお茶と食道がんとの関係を調べた研究も興味深いので紹介しよう。60℃以上の熱いお茶を好む人は、そうではない人よりも食道がんを発症する確率が1・41倍高かった。また、お茶を入れてから2分以内に飲む人は、6分以上待つ人よりも1・51倍高い確率で食道がんになった。

熱い食べものや飲みものが食道がんの原因になることは、さまざまな研究により、「ほぼ確実」とされている。熱々はできるだけ避け、ほど良く温かい料理やドリンクを口にする習慣を身につけたいものだ。

リスクの分岐点となるのは、60℃程度。できれば温度計を使って、どの程度の熱さなのか、測ってみることをおすすめする。

大腸がんのリスクから見れば、「赤身肉」はヘルシーではない!?

近年、人気が高いのがヒレ肉やモモ肉などの赤身肉。霜降り肉やバラ肉よりも脂身がぐっと少なく、肉本来のうま味が詰まったヘルシーな肉として注目されている。赤身肉は確かに高たんぱく・低カロリーではある。とはいえ、大腸がんになりにくい人は、毎日のように食べはしない。

たんぱく質の多い赤身肉には、「ヘム鉄」が多く含まれている。吸収率が高く、貧血予防に欠かせない有効な鉄分だが、その一方、体内で見過ごせない悪さをする。体を傷つける活性酸素を作り出し、その結果、大腸がんのリスクを高めてしまうのだ。

日本は欧米と比べて、肉の摂取量がかなり少ないので、それほど神経質になる必要はないかもしれない。適量を守れば、ヒレ肉やモモ肉はやはりヘルシーな食べものといえる。それでも、毎日、大量に食べるのはやめておこう。

コンビニ弁当、温めますか？温めない派が、大腸がんになりにくいかも

仕事中の昼食、あるいは帰宅が遅くなった日の夕食を、手軽にコンビニ弁当で済ませようとする。その場合、「温めますか？」と問いかけられて、どう答えるか。「はい」と必ず返す人は、がんを防ぎたいのなら、次から考え直すのがいいかもしれない。

根拠となるのは、冷えたごはんに多い特殊なでんぷんの存在。コロラド大学がんセンターの研究グループは、加熱後に冷ました炭水化物に含まれる物質「レジスタントスターチ」が、大腸がんを予防する可能性があると発表した。

レジスタントスターチとは、日本語に訳せば「難消化性でんぷん」。でんぷんが再結晶化したもので、調理したあとで冷えることによって増える。

でんぷんといえば、糖質の主成分のひとつ。ダイエットの大敵だと、近年、やせたい人たちから悪者扱いされている。しかし、レジスタントスターチが含まれている冷

やごはんは、食べても太りにくいのだ。

ごはんや麺類を口にすると、唾液中の消化酵素「アミラーゼ」の作用によって消化されるが、難消化性であるレジスタントスターチは完全には消化されない。さらに胃や小腸でもあまり分解されないで、大腸まで届くものもある。

食べものから取り込まれたレジスタントスターチは、消化器官のなかで食物繊維と同じように働き、腸内環境を整えたり便通を良くしたりする。ほかの糖質とは違って、血糖値を急上昇させることもなく、体にとてもやさしい成分なのだ。こうした性質から、大腸がんの予防に効果があると推察される。

レジスタントスターチを手軽に摂取できるのは冷やごはん。そこで、食事をコンビニ弁当で済ます場合、温めないでそのまま食べるのがおすすめというわけだ。弁当に限らず、冷たいおにぎりにもレジスタントスターチはたっぷり含まれている。

消化されにくいということは、腹持ちの良さにもつながる。昼食で食べると、夕食までの間におなかがすきにくくなりそうだ。コンビニ弁当を買ったとき、温めない選択肢もあると覚えておこう。

1日3食、味噌汁を飲む女性は、乳がんのリスクが40％も低くなる！

日本人の女性がかかるがんのなかで、群を抜いて多いのが乳がん。年間10万人近くが発症し、約1万5000人が命を落としている。この乳がんにかかりにくい人は、毎日、味噌汁を飲んでいる可能性が高いのを知っているだろうか。

国立がん研究センターが10年かけて、約2万人の女性を追跡調査したところ、味噌汁を1日3杯以上飲む人は、1杯未満しか飲まない人と比べて、乳がんの発生率が40％も低いことがわかった。また豆腐や油揚げ、納豆などの大豆を使った加工食品にも、味噌汁ほどではないものの、乳がん予防効果が認められた。

味噌汁をよく飲むとがんになりにくいのは、大豆に含まれる「イソフラボン」というポリフェノールの作用だと考えられている。イソフラボンは男性の前立腺がんの予防にも有効なので、男女とも、毎日、味噌汁を積極的に飲むようにしよう。

魚をよく食べる人は、がんの発症リスクが数10%も低い！

1日に一度は肉料理を食べないと物足りない。こんな人も少なくないだろうが、がんになりたくないのなら、肉よりも魚好きになることをおすすめする。

魚を多く食べるとがんを発症しにくい、という研究は数多くある。あまり食べない人と比べて、大腸がんは12%、乳がんは14%、肺がんは21%、すい臓がんは30%もリスクが低下することが明らかになっている。

こうしたがん予防効果は、魚に含まれる「オメガ3脂肪酸」という脂質の作用だと見られている。魚のオメガ3脂肪酸は、「EPA（エイコサペンタエン酸）」「DHA（ドコサヘキサエン酸）」の2タイプ。いずれも血液をサラサラにし、動脈硬化を予防する働きがある。がんだけでなく、心筋梗塞や脳卒中のリスクも低下させるので、家庭でも外食でも、魚料理をもっと多く食べたいものだ。

前立腺がんのリスクが高まるから、乳製品はほどほどにしている

骨を強化するには、カルシウムが欠かせない。だから毎日、牛乳やチーズ、ヨーグルトなどをたっぷり飲んだり食べたりする。

こう信じて実行している人に、あまり知られていない乳製品のデメリットも伝えよう。日本で約4万3000人を対象に行われた調査によると、乳製品の摂取量が最も多い人は、最も少ない人と比べて、前立腺がんを発症するリスクが1・5～1・6倍高かった。カルシウムが豊富とはいえ、摂れば摂るほど体にいいわけではない。過ぎたるは及ばざるがごとし、ということだ。

ただし、日本人は一般的に欧米人よりも乳製品の摂取量が少なく、カルシウム不足の人が多いのも事実。また、乳製品には大腸がんを予防する効果もあると考えられている。1日コップ1杯程度なら、牛乳を飲むのはメリットのほうがぐっと大きい。

果物の皮を食べるか捨てるか。その選択が将来の健康を決める？

リンゴやブドウを食べるとき、口当たりが悪いからと必ず皮をむく。こういった人は少なくないだろうが、じつにもったいない。がんになりにくい人は、皮ごと食べているものだ。

果物の皮をむくと、ほどなく傷んだりカビが生えたりするが、皮ごと保存しておくとなかなか劣化しない。皮にはポリフェノールやカロテノイドなど、果実を守るための成分がたっぷり含まれているからだ。

これらの成分は抗酸化作用が強く、人間の体内では活性酸素が発生するのを抑えてくれる。活性酸素による大きなトラブルのひとつが、遺伝子の損傷を引き起こすこと。果物を皮ごと食べると、細胞のがん化を防げる可能性がある。抗酸化作用に期待して、皮をむく習慣はやめてはどうだろう。

コーヒーを毎日飲む人は、肝臓がんのリスクが半減する！

コーヒーは意外にヘルシーな飲みものだ。こう聞くと、首をかしげる人が多いのではないか。刺激物のカフェインが含まれているのに、どうしてヘルシーなのかと。

確かにカフェインの持つデメリットは見逃せないが、コーヒーにはそれを上回るメリットも隠されている。さまざまながんになりにくい人は、毎日、コーヒーを数杯飲んでいるかもしれない。

国立がん研究センターが約10万人を対象に、10年間にわたって行った追跡調査でも、コーヒーのがん予防効果は明らかになっている。

コーヒーを全然飲まない人が肝臓がんを発症するリスクを「100」とした場合、1日あたり1〜2杯飲む人のリスクは「52」とほぼ半減。さらに、3〜4杯飲む人のリスクは「48」、5杯以上飲む人にいたっては「24」まで低下した。コーヒーを飲めば飲むほど、がんになりにくくなるわけだ。

ほかにも、コーヒーのがん予防効果を示す研究は多い。たとえば、コーヒーを飲む習慣がある人は、そうではない人と比べて、口腔・咽頭・食道がんのリスクがほぼ半減した。また、子宮体がんになるリスクについて、コーヒーを週2日以下しか飲まない人と比べて、1日3杯以上飲む人は約60％、1〜2杯飲む人は約40％低下した。女性が1日4杯飲むと、閉経後の乳がんのリスクが10％低くなるという報告もある。

なぜ、コーヒーはがん予防に効くのか。その理由はコーヒーに含まれるポリフェノール、「クロロゲン酸」の働きによると考えられている。クロロゲン酸は抗酸化作用が強い物質で、活性酸素の発生を防ぐ。加えて、腫瘍を増殖させる働きもあるホルモン、「インスリン」の分泌を抑える効果もある。

がん予防効果に関しては、インスタントコーヒーでも効果は同じ。ノンカフェインのコーヒーもOKなので、カフェインが苦手な人はこちらのタイプを飲めばいい。ただ、空腹で飲むと胃が荒れたり、夕方以降に飲むと眠れなくなったりすることもある。がんの予防薬などとは思わず、体調に合った適切な飲み方を心がけよう。

コーヒーは苦いから嫌い。そんな人は緑茶を飲んで健康を保つ

コーヒーにがん予防効果があると知っても、残念ながら飲む気がしない。あの苦みが苦手だから……。こういった人には、もっと日本人に身近な飲みものをおすすめする。食事中やひと息つくときなどに、緑茶を飲むようにするのだ。

国立がん研究センターによる報告を紹介しよう。合計約20万人を対象とした複数の調査を分析したところ、緑茶にがん予防効果を期待できることがはっきりした。明らかな効果が見られたのは、女性の胃がんを防ぐ働き。緑茶を飲む頻度が高いほど予防効果が高くなり、1日5杯以上飲む人は1杯未満の人と比べて、胃がんのリスクが21%も低くなった。

なかでも高い予防効果が認められたのは、胃の下部に発生するがん。緑茶を1日5杯以上飲む人は、1杯未満の人よりも発生リスクが30%低下した。

一方、胃の上部に発生するがんについては、緑茶を飲む、飲まないで明らかな違いは見られなかった。これは温度の高い飲みものによる胃がんのリスクを、緑茶の持つ効果が上回らなかったのではないかと考えられている。

緑茶が持つ胃がんの予防効果について、確認できたのは女性のみ。男性でリスクが低下しなかったのは、喫煙率が女性よりも高く、緑茶の作用がタバコの害を打ち消せなかった、などの理由があげられている。

では、男性に対してがん予防効果がないかといえば、そんなことはない。国立がん研究センターが約5万人を対象に長期間の追跡調査をしたところ、緑茶を1日5杯以上飲む人は、1杯未満の人と比べて、ほかの臓器に転移する進行性の前立腺がんのリスクが半減することがわかった。

こうしたがん予防効果は、緑茶に含まれている苦み成分で、ポリフェノールの一種であるカテキンの作用だと見られている。緑茶には脳卒中の予防や、脳の海馬《かいば》の萎縮を抑えるといった働きもある。健康だけではなくボケ防止のためにも、緑茶を1日何杯も飲むようにしたいものだ。

和食は塩分の多いことが玉にキズ。いつも減塩を頭に入れて食事する

現代の日本人が日常的に取っている食事は、世界的に見てもヘルシーだと高く評価されている。

欧米人のように毎日、肉を食べるのではなく、体にいい油を含む魚を適度に交える。野菜の種類が豊富で、葉物野菜から根菜まで、バラエティに富んだ旬のものをよく使う。豆腐や納豆など、がん予防効果のあるイソフラボンを摂取できる大豆製品が豊富。味噌をはじめ、腸内環境を整えてくれる発酵食品をよく食べる。

こうした健康的な食生活によって、日本は世界一、寿命が長い国になっている。しかし、日本の食事も完璧ではなく、大きな欠点がひとつある。塩分を多く摂り過ぎてしまいがちなことだ。

塩分摂取量の基準は、国際的には1日6g。ところが、この数値は日本では塩分を

あまり摂ってはいけない高血圧の人の摂取目標なのだ。

2022年の厚生労働省「国民健康・栄養調査」によれば、1日あたりの食塩摂取量は男性が10・5g、女性が9gもある。日本人は世界の標準レベルよりも、ずっと多くの塩分を摂っているわけだ。

塩分の摂り過ぎといえば、高血圧との関連が頭に浮かぶだろう。加えて、じつは胃がんの大きな原因ともなる。

福岡県久山町に暮らす2600人余りの住民を対象にした九州大学の研究によると、食塩を1日16g以上摂取する人は、10g未満の人と比べて、胃がんを発症するリスクが3倍以上も高かった。

とくにピロリ菌に感染し、胃炎の症状がある人は、胃がんのリスクが一層高くなっていた。心当たりのある人は、一層注意しなければいけない。

以上のことから、血圧のコントロールだけではなく、胃がん予防のためにも塩分の摂り過ぎは禁物だ。厚生労働省による1日の目標摂取量、男性7・5g未満、女性6・5g未満を守るようにしよう。

イタリア料理が好きな人は、がんにならない可能性あり！

日本食以外で、長寿につながるヘルシーな料理といえば、イタリアやスペインなどの地中海料理が有名だ。

きっかけは、米国ミネソタ大学の研究により、地中海沿岸の国々では心臓病の死亡率が低く、ほかのヨーロッパ各国や米国などの3分の1以下にとどまるとわかったことだ。その要因として食生活がクローズアップされ、健康長寿につながるのではないかと研究されてきた。

そして近年、地中海料理は心臓病だけではなく、がんとの関連でも注目されるようになっている。

地中海料理の大きな特徴のひとつは、オリーブオイルをたっぷり使うことだ。オリーブオイルの主成分は「オレイン酸」という不飽和脂肪酸で、血液中の「LDL（悪玉）コレステロール」を減らす作用がよく知られている。

それだけではなく、オリーブオイルにはがん予防効果もあると明らかになってきた。スペインの研究によると、エキストラバージンオリーブオイルを積極的に摂取した人は、乳がんの発症リスクが68％も低下した。また、オレイン酸に注目した英国の研究では、日ごろ最も多く摂取する人は、最も少ない人と比べて、すい臓がんのリスクが71％も低くなった。

普段の調理で、サラダ用のドレッシングだけではなく、炒め物などの加熱料理にも使うなど、積極的に利用したいものだ。

オリーブオイル以外にも、牛肉や豚肉よりも魚介類をよく利用する、トマトをはじめとする野菜をたくさん食べる、といったことが地中海料理の特徴だ。これらはやはり、がんを予防する食べ方といえる。

がんになりにくい人は、ヘルシーな日本食をメインとしながら、イタリア風やスペイン風のおしゃれなメニューも家庭料理にほど良く取り入れ、外食でもときどき味わっていそうだ。

激辛好きと、そうでない人。食道がんになりにくいのは、やっぱり…

唐辛子がたっぷり入った担々麺や、辛さ10倍・20倍カレー。こういった激辛料理が大好きな人もいるだろうが、食道がんになりにくい人は、額に汗を浮かべながら辛さに挑戦することはない。

味覚には「甘味」「塩味」「酸味」「苦味」「うま味」の「五味」があり、「辛味」は含まれていない。というのも、辛味とは舌の味蕾《みらい》が感じる味わいではなく、舌の表面が受ける刺激で、一種の痛みなのだ。

辛い料理を食べると、舌だけではなく食道も刺激されて、表面にある細胞の遺伝子が傷つきやすくなる。激辛料理が好きな人の場合、繰り返し強い刺激を受けて、そのたびに修復しなければならない。そうするうちに、修復作業でミスを起こして、がん細胞が出現してしまう。辛い料理が好きでも、ほどほどにしておくのが賢明だ。

やっぱり、野菜をたくさん食べる人は、いろいろながんになりにくい

健康な人は、野菜をたくさん食べている。がんにならない人も同じだ。

野菜ががんの発生を防ぐメカニズムについては、まだわかっていないことが多い。とはいえ、抗酸化作用の高いカロテノイドやポリフェノール、ビタミンC、腸内環境を整える食物繊維など、がん予防に効果がありそうな成分が豊富なのは確かだ。

野菜の有効性を示す研究も多く、たとえば英国の調査では、野菜料理を1日5〜7皿食べている人は、1皿以下の人と比べて、がんの死亡リスクが約30％低かった。日本でも、野菜を最も多く摂取している人は、最も少ない人と比べて、胃がんの発症率が約25％低かったという研究がある。

とにかく、野菜が健康にいいのは間違いない。できるだけ、食事のたびに食べるようにしよう。

麺類はラーメンではなくタンメン、カルボナーラではなくポモドーロにする

健康のために、野菜をたくさん食べなければいけない。こう思ってはいても、毎日十分食べるのはなかなか難しい。外食しがちな人ならなおさらだ。

厚生労働省が２０２３年、全国の男女約５３００人を対象に調査したところ、１日の野菜摂取量の平均は男性が２６２ｇ、女性が２５０ｇだった。同省が提唱する１日の摂取量の目標３５０ｇに全然届いていないのだ。

必要量を食べるのはちょっと無理……などとあきらめてはいけない。がんになりにくい人、健康をキープしている人は、外食のメニュー選びを工夫しているものだ。

たとえば、ラーメンではなくタンメンにすると、この１杯だけで野菜２００〜３００ｇを摂取できる。パスタならカルボナーラではなく、トマトソースたっぷりのポモドーロにするといい。いろいろ工夫して、野菜をもっと食べることが大切だ。

がんにならない人は、忙しくても朝食を抜かない

朝は仕事の支度で忙しく、食事をする時間がない。このような言い訳をして、1日2食しか取らない人がいるようだ。

しかし、朝食を抜くのは健康を損ねるもと。脳が栄養不足になって集中力が出ない、食間が長過ぎるので昼食後の血糖値が急上昇しやすい、血圧が上がりやすい、大腸のぜん動運動が活発化せず便秘になりやすい、といったデメリットがある。

加えて、1日2食になると、どうしても野菜不足になるのも大きな問題だ。たった2回の食事で、1日の必要量である350gの野菜を食べるのは難しい。野菜不足になると、がんを含めたさまざまな病気のリスクが高まってしまう。

がんになりにくい人は、忙しいときでも前夜のうちにおかずを準備するなど、必ず朝食を取るようにしているものだ。

朝は忙しくて食べる時間なんてない…。そんな人は無塩の野菜ジュースを飲む

朝食が大事なのはわかっているけど、ごはんやパンを用意して食べる時間なんてあるわけがない。こういった人は、野菜だけでも口にするようにしたいものだ。時間に追われるなか、わざわざサラダや煮物を作らなくてもいい。忙しくても野菜不足にならない人は、手軽に野菜ジュースを飲んでいる。

ジュースに加工されても、原料となる野菜の成分はかなり多く含まれている。とくにニンジンが使われているジュースを飲むと、抗酸化作用の高いβ-カロテンの相当量を摂取することができる。食物繊維についても、不溶性のものはかなり失われているものの、水溶性タイプは比較的多い。

ただし、ビタミンCなど、加工の過程で激減している栄養もある。あくまでも忙しいときの補給源と考え、毎朝、ジュース1本だけというのはやめておこう。

小腹がすいたらお菓子ではなく、プチトマトやバナナを食べる

小腹がすいたら、お菓子につい手が伸びる。このような習慣が身についていると、だんだん体重が増えていくのは避けられない。空腹時に甘いものを食べると血糖値が急上昇し、血液中のブドウ糖が脂肪として蓄えられやすいからだ。

とはいっても、おなかがすいたらイライラするし、頭も働かない。何かを口に入れないと収まらない。こうした場合、がんになりにくい人は、血糖値が急上昇しないように、甘いお菓子以外のものを食べている。

おすすめするのは、野菜や果物。たとえば、飴やチョコをつまむ代わりに、ミニトマトをぱくっと口にする。あるいは、バナナを1本食べる。野菜や果物には食物繊維が含まれているので、食べた直後に血糖値が急上昇することはない。もっと手軽に、野菜ジュースを飲むのもいいだろう。

3時のおやつにナッツをぽりぽり。こんな人はがんになりにくい

がんになりにくく、心臓病などの生活習慣病も発症しにくい人は、口がさびしくなったらナッツをぽりぽり食べる。

ナッツはカロリーが高いから太るのでは？　と思う人もいるだろう。確かにナッツには脂質が多く含まれているものが多い。最もカロリーが高いのは、重量の約3分の2が脂質のクルミで、100gあたり713㎉もある。

けれども、脂肪に変わりやすい糖質は4％程度しか含まれていない。おやつに少し食べたからといって、肥満に直結することはないのだ。しかも、クルミの脂質のほとんどは、体にいい影響を与える不飽和脂肪酸。魚の油のDHAやEPAと同じ「オメガ3」の一種で、血管を広げる作用のある「リノレン酸」が豊富に含まれている。

厚生労働省によると、オメガ3の1日の目標摂取量は成人男性2g以上、成人女性

1・6g以上。クルミなら、ひとつかみ食べるだけで摂取できる。

ほかのナッツにも不飽和脂肪酸は多く、アーモンドにはコレステロールを下げる「オレイン酸」、マカダミアナッツにはインスリンの働きを促す「パルミトレイン酸」がたっぷり含まれている。

これらのナッツが生活習慣病の予防に有効で、がんの発症も抑えることが、これまでの研究で明らかになっている。

スペインの研究によると、ナッツを週に3回以上食べる人は、乳がんの発症を40％も抑制できた。地中海地方で行われたほかの研究では、ナッツを月に8回以上食べる人は、まったく食べない人と比べて、がんによる死亡率が36％、すべての原因による死亡率は約50％も低かった。

ナッツには大腸がん、子宮内膜がん、すい臓がん、胃がん、食道がん、乳がんの一部などの予防効果があると示す研究もある。

とにかく、一般的に思われている以上に、ナッツの持つ健康効果は高い。おやつやつまみに、もっと積極的に食べてみたいものだ。

がんにも糖尿病にもなりにくい人は、ごはんのおかわりをしない？

糖尿病は非常に厄介な病気で、進行すると目の網膜や腎臓、神経などに合併症を引き起こす。動脈硬化が進んで、心筋梗塞や脳卒中の原因にもなる。

さらに近年、がんのリスクが高まることもわかってきた。この関連性から、糖尿病になりにくい食生活を送っている人は、がんも発症しにくくなるといえる。

日本糖尿病学会と日本癌《がん》学会の合同研究を見てみよう。男性約15万人、女性約18万人を対象とし、10年間の追跡調査をしたところ、糖尿病はすべてのがんのリスクを1・2倍高くすることがわかった。

部位別に見ると、大腸がんが1・4倍、すい臓がんが1・85倍、肝臓がんにいたっては1・97倍もリスクが高かった。ほかに子宮内膜がんと膀胱がんについても、糖尿病が引き起こす可能性があるという。

では、糖尿病ががんのリスクを高めるのはなぜか。これは糖尿病と関係の深いホルモン、インスリンが原因のひとつだと考えられている。

食事を取ると、血液中に入ったブドウ糖を取り込むため、すい臓からインスリンが分泌される。しかし、糖尿病の人はインスリンが効きにくいため、血糖値がなかなか下がらない。そこで、インスリンがますます分泌され、血液中の濃度が高まっていく。インスリンは細胞ががん化するメカニズムに関係していると見られており、この状態が続くとがんを招きやすくなるようだ。

加えて、血糖値が高い状態そのものも、がんの発生を促す可能性があるといわれている。また、糖尿病の人は全身に慢性的な炎症が起こっている場合が多く、これもがんの原因になるとされる。

こうした体の仕組みから、がんを防ぐためにも糖尿病の予防が大切なわけだ。毎日、手軽にできるのは、血糖値が急上昇しないように、食事で糖質を摂り過ぎないこと。ごはんをつい食べ過ぎてしまう人は、大盛りにしない、おかわりをしないなど、食べる量を控えめにすることからはじめてみよう。

スーパーの買い物で、こっそり裏返して食品表示をチェックしている

スーパーで加工食品を買うとき、買い物カゴに入れる前に商品を裏返し、食品表示欄をさっとチェックする。こうした人は、がんになりにくいかもしれない。

加工食品にはさまざまな食品添加物が使用されている。たとえば「ブドウ糖果糖液糖」は、ドリンクや調味料などを甘くするのに欠かせない人工甘味料だ。

果物から果糖を摂る分には、食物繊維などの働きによって、体に害を及ぼすことはない。しかし、果糖を人工甘味料の形で過剰に摂取すると、腸内環境を悪化させる恐れがあるといわれている。また、マウスに投与した実験により、ブドウ糖果糖液糖には発がん作用があることもわかっている。

食品添加物は国に認可されたものばかりなので、無闇に危険視する必要はない。とはいえ、買い物カゴに入れる前に、一応、使用の有無を確認してはどうだろう。

がんになりにくい人は、ソーセージやハムをあまり食べない

がんになりにくい人は、ソーセージやハムなどはあまり食べないのではないか。WHO（世界保健機関）の関連機関は、これら加工肉には喫煙と同じレベルで大腸がんを引き起こす十分な医学的根拠がある、と発表している。

加工肉には「亜硝酸ナトリウム」などの食品添加物が使用されている。亜硝酸ナトリウムは肉の発色を良くし、殺菌作用も高い便利な物質だ。しかし、肉に含まれるアミノ酸と反応し、発がん性の強い物質を生み出してしまう。

ソーセージやハムを食べるたびに、微量ながらも確実に、発がん性物質を摂取するのは避けられない。加工肉を1日50g食べるごとに、大腸がんのリスクが18％高まるという怖い研究報告もある。極端に避けなくてもいいが、毎日食べるようなことはしないほうが賢明だ。あるいは、無添加の「無塩せき」加工肉を選んで食べよう。

食事は「1日単位」ではなく、「1週間単位」で帳尻を合わせる

健康をキープするには、まず食事から。1日3食、規則正しく食べて、肉よりも魚を優先し、野菜料理も積極的に口にする。血圧や血糖値が上がらないように、塩分や糖質は控えめにして、激辛メニューや熱々料理もできるだけ避ける。

こうして毎日、ヘルシーな食事をしようと思っていても、そうはいかないこともある。急な飲み会が入ったり、ストレスでつい食べ過ぎたり、仕事が忙しくて1食抜いたり……。こうしたアクシデントがあった場合、がんになりにくい人は「まあ、こんな日もある」と気持ちをすぐに切り替える。

1日も欠かさず、健康的な食生活を続けるのが理想かもしれないが、現実的には不可能だ。もっと気を楽にして、「1日単位」ではなく「1週間単位」で、ゆるく考えるといい。そのほうが息苦しくならず、健康習慣が長続きするものだ。

すでに、中年…高齢者…。いまから健康的な食生活を心がけても間に合う⁉

がんになるかどうかは遺伝で決まる。こう思っている人は少なくないかもしれないが、明らかな誤解だ。遺伝との関連性が高いのは、乳がんや大腸がんなど、がんのなかでもごく一部。ほかの多くのがんは、長年積み重なった生活習慣が原因となる。

では、不摂生を続けてきた50歳の人は、もう生活習慣を改めても遅いのかといえば、そんなことはない。国立がん研究センターによると、喫煙者が禁煙した場合。肺がんなら、男性で21年、女性では11年たつと、もともとタバコを吸わない人と発症リスクが同じになる。すい臓がんはもっと早く、5年以内に体がリセットされる。

食生活を改めた場合も同様のはず。健康的な食習慣を心がければ、がんのリスクは着実に低下していくことだろう。もう間に合わないなどと思わず、今日からでも新たな習慣を身につけるようにしよう。

part

2

がんにならない人の「体を動かす」習慣、ぜんぶ集めました。

たった1日4～5分だけ、
週末だけの運動でもOK？
「貧乏ゆすり」でがん予防？
がんにならない人がやっている
体を使う意外な習慣が大集合！

権威あるがん研究機関のお墨付き。よく運動する人は、やっぱりがんになりにくい！

適度な運動を習慣にすると肥満を予防でき、高血圧や心臓病などの生活習慣病にもなりにくくなる。これは誰でも知っているが、じつはがんにならないためにも、体をよく動かすのはとても大切だ。

運動とがんの関連性を調べた研究は多い。欧米で１４４万人を対象に行われた大規模調査によると、最もよく運動する人は、ほとんど運動しない人に比べて、13種類ものがんのリスクが低かった。

なかでもリスク低下の割合が大きかったのは、食道がんの42％減、肝臓がんの27％減、肺がんの26％減などだ。

日本では、国立がん研究センターの報告がよく知られている。約8万人を対象にした研究で、最もよく運動する人は、最も運動しない人と比べて、すべてのがんのリスクが男性で13％、女性では16％低下することがわかった。

男性では結腸がんのリスクが最も低くなり、約40％もがんにかかりにくくなっていた。ほかに男性ではすい臓がん、女性では胃がんのリスクが大幅に下がっていた。

なぜ運動にがん予防効果があるのか。くわしいメカニズムは解明されていないが、次にあげるような働きが作用していると見られている。

・運動でカロリーを消費することによって、がんのリスクである肥満を予防できる。
・血糖値の上昇を抑え、インスリンの正常な分泌を促す。
・免疫細胞の働きを促し、細胞ががん化するのを防ぐ。
・ストレスが解消されて、免疫力が高まる。
・適度な運動をすると、体に害を及ぼす活性酸素が作られるのを抑えられる。

以上のような働きから、運動ががんの予防につながると考えられる。

ただし、あくまでも適度な運動をするのが肝心。運動が激し過ぎると、体のなかで活性酸素がたくさん生まれ、それらが細胞を傷つけて、がんのリスクをかえって高めてしまう。

1日4～5分だけ、ちょっときつめに体を動かす。そんな人はがんになるリスクが30％も低い！

運動が大切なのはよくわかる。とはいっても、何かと忙しくて、まとまった時間を取れない……。こんな人も少なくないだろうが、じつは1日にたった5分程度、体を動かすだけでも、大きながん予防効果を得ることができる。

オーストラリアのシドニー大学などの共同研究を見てみよう。これまでがんになったことがなく、散歩の習慣もない約2万2000人を対象に、1週間、運動量を測定する機器を手首につけてもらい、日々、どれほど体を動かしているのかを記録。その後6年半、がんとの関連性を調査すると、意外な結果が出た。

とくに運動というほどではなく、暮らしのなかでちょっと体に強めの負担のかかる動き。ごく短時間でも、こうした行動を取っていれば、がんを発症しにくいことがわかったのだ。

そういった行動を毎日3〜4分行っていると、何もしない場合と比べて、がんの発症リスクが最大17%低下した。また、毎日4〜5分行う暮らしを続けると、がんのリスクは最大31%も低くなった。

研究で示した「ちょっと体に強めの負担のかかる動き」とは次のようなものだ。

- なるべく車を使わないで、よく歩くようにする。
- 歩くときは、なるべく速足で歩く。
- 家事をしっかり行う。
- 買い物に行ったら、重いものを持つ。
- 子どもと体を使った遊びをする。
- 階段や坂道を上る。

短い時間でも活発に動くことにより、インスリンの働きが高まって、がん予防につながるのだと研究者たちは考えている。

エスカレーターではなく階段を使う、目的地まで早歩きする、スーパーではカートを使わない。今日からでも、これらのことを試してみる価値がありそうだ。

毎日そこそこ歩き、週末にちょっと汗をかく。激しい運動はしなくてOK！

適正体重をキープし、がんをはじめとする生活習慣病にもなりにくい人は、日ごろからよく歩いているものだ。

厚生労働省の「健康づくりのための運動指針」によると、18歳から64歳までの人の場合、歩行と同じ程度の運動を毎日1時間行うのが基本。加えて、週に1時間ほど、息が弾んで汗をかく程度の運動を推奨している。

職場まで電車やバスで通勤している人なら、1日1時間歩くのはそれほど難しくないだろう。問題となるのは、自宅でのリモートワークが多い人や、車で通勤する地方在住の人。こうした人は毎日、意識して歩くようにしないと、1時間の歩行をクリアするのは大変かもしれない。ランチを手早く済ませ、ちょっと散歩をするなど、まずは積極的に歩くことからはじめてはどうだろう。

1日40分以上立って動く。65歳以上なら、それだけでがんのリスクが下がる！

ジムに通うなんて、もう体がいうことを聞かない……。こんな体力が落ち気味の高齢者も、立っている時間を増やすだけで、がんのリスクが低下していく。

1日1時間の歩きプラス、週1時間の運動が必要とされるのは、あくまでも64歳以下の場合。65歳以上の人に対して、毎日しっかり体を動かそうとは、厚生労働省は言っていない。1日中、寝たままや座ったままにならなければOK。どんな動きでもいいので、1日40分、立って何かをすることを推奨している。

ランニングや腕立て伏せ、スポーツなどは若い人たちに任せて、とにかく寝たきり、座ったきりにならないことが大切なのだ。

近所を散歩するのがおすすめだが、それも体の負担になるようなら無理にしなくてもいい。とにかく、ときどき立って動くようにしよう。

スポーツは苦手でも、がんにならない人は、風呂掃除や雑巾がけに精を出している

運動といえば、ジョギングや筋トレなどを連想しがち。しかし、健康維持を目的とした運動は、そういったハードなものでなくてもいい。がんなどの生活習慣病になりにくい人は、日々、何でもないことでよく体を動かしているものだ。

身体活動の強度を示す「メッツ」という単位がある。安静にしているときを「1メッツ」とし、いろいろな動きの強さを数値で示す。

たとえば、バレーボールや社交ダンス、太極拳などの運動は「3メッツ」。これに対して、風呂掃除や床磨き、モップがけなどは「3・5メッツ」もある。家事に精を出すと、意外に高い健康効果を得られるわけだ。

やせている人は太っている人と比べて、暮らしのなかで消費するエネルギーが1日300kcal多いという調査もある。運動が苦手なら、家事を頑張ってはどうか。

ただの歩行を良い運動にする人は、姿勢を正してすたすた歩く

健康のために運動しなければ……と思うだけで、何となく気が重くなってしまう。そんなふうに運動が苦手でも、うまく体を動かすことによって、がんや生活習慣病の予防に効果を上げている人もいる。普段から、しっかりと力強く歩くのだ。

ランニングやジム通いをしなくても、エネルギーをしっかり消費するには、運動効果の高い歩き方をするのがいちばんだ。背筋をしっかり伸ばし、歩幅を広くして、両腕を大きく降りながらリズミカルに歩く。

こう心がけると、背中を丸めてとぼとぼ歩くのと比べて、運動強度が上がる。心拍数が増え、下半身の強化にもなり、エネルギーも多く消費できるものだ。

ほかの身体活動のなかでも、キビキビした動きを意識し、日常生活のなかで運動効果を高めてみよう。

1日8500歩以上歩く人のがんのリスクは、6000歩未満の人の約3分の1！

最も手軽にできる運動は歩くこと。中高年になっても太らない人、血圧が高くない人、体力があって元気な人、それにがんになりにくい人は、毎日、できるだけ多く歩くようにしているものだ。

国立長寿医療研究センターでは、1日の歩数に着目し、がんを発症していない40〜79歳の男女約1700人を10年間追跡調査。その結果、男性では最も歩いている人（8500歩以上）のがんによる死亡率は、最も歩いていない人（6000歩未満）の約3分の1にとどまった。女性の場合も、男性ほど顕著ではないが、よく歩く人はあまり歩かない人と比べて、やはり死亡率は少し低下していた。

いまはスマホで歩数が簡単にチェックできる。自分が毎日、どれくらい歩いているのか、測ってみてはどうだろう。

普段はさぼっても、週末に運動するだけで、がんのリスクが20％近くも下がる！

仕事が忙しいから、毎日運動するなんて無理。こういった人もいるだろうが、仕事が休みの日も運動しないでいると、健康状態はゆっくりと右肩下がりに落ちていく。がんになりにくい人は、休日だけでも体をしっかり動かしているものだ。

運動とがんの関連性を調べた、英国の研究を紹介しよう。6万人以上を「まったく運動しない」「十分な運動をしない」「週末だけ運動する」「定期的によく運動する」、以上4グループに分けて、がんの死亡率とどう関連しているのかを調べた。

その結果、「週末だけ運動する」グループは、「まったく運動しない」グループと比べて、がんのリスクが18％も低下していた。「定期的によく運動する」グループのリスク低下は21％で、その差はわずか。週末だけでも運動すれば、その効果は十分得られるわけだ。

女性は運動を週3回すれば、乳がんのリスクがぐっと下がる！

がんのなかでも、年々、発症する人が目立って増えているのが乳がん。日本人の女性に最も多いがんで、いまや9人に1人が発症するといわれている。

しかし、逆にいえば、9人中8人は発症しない。そうした人は、日ごろからよく運動していることが多い。

米国の女性7万人余りを対象に、運動量と乳がん発症率の関係を調べた調査によると、週3回ほど30分程度の運動をしている人は、まったく運動していない人と比べて、乳がんのリスクが18％低かった。

運動効果がより高かったのは、適正体重の人。これに対して、太っている人の場合、効果はかなり低めだった。運動だけでは十分といえず、同時に体重を落とすことが必要とされるようだ。

デスクワーク中でも30分に1回は、とくに用がなくても立ち上がる

仕事中はずっと、机に向かってパソコン操作や事務仕事。こういった人は、起きている時間の大半を座って過ごしている。

だから肩がこったり、目が疲れたり……などとぼやく人もいるが、座ることのデメリットはその程度のものではない。

オーストラリアの研究によると、1日に11時間以上座っている人は、4時間未満の人と比べて、死亡するリスクが40％も高くなるという。

がんとの関係を調べた研究からも、座り続けるのが危険なのは明らかだ。3万3000人以上の日本人を対象とした調査によると、座って仕事をする時間が長い人は、すべてのがんのリスクが高まった。男性ではとくにすい臓がん、女性では肺がんのリスクがあると報告されている。

なぜ、座り続けるのが体に悪いのか。がんの原因にもなってしまうのか。大きな要因は運動不足になることだ。

ただ座っていると、エネルギーをほとんど消費しないことから、がんと関連性の強い肥満になりやすい。また、インスリンが効きにくくなって、これもがんのリスクを高める要因になる。

デスクワークの人でも、とにかく長時間、座り続けないように工夫をこらそう。椅子に座って行う仕事をしていても、がんの兆候などなく健康をキープしている人は、用がなくてもときどき立ち上がっているものだ。

少なくとも1時間に1回、できれば30分に1回ほどは机から離れて、お茶をいれにいったり、別の階にあるトイレに行ったりと、ちょっとだけでも歩くようにする。昼休みに職場の周辺を散歩するのもいいだろう。

席をはずしにくい場合は、座ったままで足先や足指を動かすなど、少しでも運動することを心がけよう。こうすれば、座りっぱなしが招く血行不良を改善する効果も期待できる。

仕事が忙しくて、運動するヒマがない…。そんな人に「貧乏ゆすり」のすすめ

デスクワークに就いているから、1日中、座りっぱなし。体には良くないけれど、仕事だからどうしようもない……。

こう思っている人は多いだろうが、座り続ける仕事をしていても、こっそり運動することはできる。ひざを小刻みに動かす「貧乏ゆすり」を試みるのだ。

貧乏ゆすりがクセになっている人は、じつは健康をキープでき、生活習慣病などによる死亡リスクが低い。

英国ロンドン大学とリーズ大学のユニークな共同研究を紹介しよう。37歳から78歳の1万3000人近い女性を対象に行われた実験で、テーマは貧乏ゆすりが死亡リスクにどう影響するのか。

実験の参加者を10年以上追跡調査した結果、貧乏ゆすりをほとんどしない場合、1

日7時間以上座る人は、5時間未満しか座らない人と比べて、死亡リスクが30％も高いことがわかった。

一方、貧乏ゆすりをある程度行う場合、1日7時間以上座っても死亡リスクは高まらなかった。さらに、貧乏ゆすりを最も頻繁に行う場合、1日5～6時間座った人の死亡リスクは逆に下がっていた。

座りっぱなしでいると、がんなどの命にかかわる病気に確実になりやすくなる。しかし、貧乏ゆすりを行うと、その悪影響を打ち消すことができるわけだ。

じつは、体の働きからいえば、貧乏ゆすりは運動の一種。国立長寿医療研究センターでは、4人の女性に椅子に座って貧乏ゆすりをしてもらい、温度測定装置のサーモグラフィーで観察した。すると5分後には、ふくらはぎの皮膚の温度が平均で約2℃、最も高い人は3・3℃も高くなったという。

貧乏ゆすりを3分間続けると、20分のウォーキングと同じような健康効果が得られるという説もある。血流が良くなり、血圧が安定し、肥満の予防も期待できるとされる貧乏ゆすり。仕事中、まわりから気づかれないように行ってみよう。

1日のほとんどを座って過ごす女性は、乳がんのリスクが高い！

体を動かすのは大嫌い。1日中、座ったままで、のんびり過ごすのが幸せ。そう思う人はこの先、乳がんの発症を宣告される可能性が高まっていく。

日本人は座って過ごす時間が世界で最も長い民族。中央値は約7時間というから、起きている時間の4割前後は座って過ごしていることになる。とはいえ、なかにはあまり座らないで過ごす人もいる。そういった女性は、乳がんになりにくいものだ。

京都府立医科大学の研究で、1日7時間以上座っている人は、乳がんのリスクが36%も高くなるとわかった。しかも、7時間以上座っている人は、運動に精を出してもよく歩いても、がんのリスクは低下しないという。

とにかく、乳がんを予防するには、座っている時間を減らすのが肝心。立って過ごすことを心がけるようにしよう。

乳がんになりにくい人は、早朝の運動を習慣にしている

運動を習慣づけようとする際、いつ行えばいいのか。リタイアした人なら、時間をある程度融通できるだろうが、働いているうちはそういうわけにはいかない。

朝起きて出勤するまでの間か、昼休みにランチを済ませてからか、あるいは1日の仕事を終えたあとか。だいたい、こういった時間を利用することになるだろう。基本的には、自分の生活リズムに合わせればいい。ただ、乳がんと前立腺がんになりたくないのなら、朝のうちに運動するのをおすすめする。

いろいろながんが発生するリスクについて、運動する時間とからめて調べた研究を紹介しよう。

「早朝（8～10時）」「午前（10～12時）」「昼（12～15時）」「夕方（19～23時）」「夜間（23～翌朝8時）」という5つの時間帯に分けて調査。その結果、早朝に運動する人は、

ほかの時間帯と比べて、とくに乳がんになりにくい傾向がある、という結果になった。

乳がんは女性ホルモン「エストロゲン」に影響されて、細胞が増殖していく。1日のなかで、エストロゲンが最も盛んに分泌されるのは午前7時ごろ。運動にはエストロゲンの分泌を抑える効果があるので、乳がんの予防につながるというわけだ。

乳がんの5～10％は、遺伝が大きく関係するとされている。家族や身近な親族に乳がんになった人がいる場合、なおさら朝のうちに運動したいものだ。

また、運動をなかなか習慣づけできない人も、起床後、仕事に出かけるまでの時間を活用するほうがいい。ストレッチを習慣づけようとしたとき、朝のうちに行うと最も早く習慣化できたという研究がある。

これは朝起きたあと、「コルチゾール」というホルモンが多く分泌されるからだと考えられている。コルチゾールは「ストレスホルモン」とも呼ばれ、交感神経を刺激し、体を活動的にする働きを持つ。この作用から、朝はやる気が増し、体を動かす気になりやすいので、運動するのに向いているといえる。

「テレビをあまり見ない人」は、なぜ、がんになりにくいのか？

デスクワークをしているわけではないのに、１日のほとんどの時間を座って過ごす人がいる。そういった人はよくテレビを観ているものだ。

座ったままでテレビを観ていると、体にいいことは何ひとつない。運動不足になるのに加えて、ついスナック菓子などに手が出やすく、体重は増えていく一方になる。オーストラリアの研究によると、じっと座ってテレビを１時間見続けると、それだけで寿命が22分も短くなるという。

テレビが大好きでも、がんになりにくく、寿命が短くなる恐れも少ない人は、じっと座ったままではいない。ＣＭのたびに立ち上がって、軽くスクワットをしたり、腕を大きく回したりするものだ。座ったままでテレビを観続けるのは、これ以上ないほど不健康を呼び込む行為だと、頭にしっかり叩き込んでおこう。

運動が苦手な人は、1日「プラス10分」の運動を心がけている

ジムに通って筋肉に負荷をかける。ウォーキングやランニングで心拍数を上げる。がんを予防するには、こうした運動を習慣づけるのがベストだ。とはいえ、仕事が忙しくて時間が取れない、あるいはそもそも運動が苦手な場合もあるだろう。

そういった人は、厚生労働省が提唱する「+10（プラステン）」を心がけてはどうか。1日10分だけ多く体を動かすことで、習慣づければ死亡リスクを2・8%、がんや生活習慣病の発症を3・6%低くできるという。

昼休みに散歩をしたり、念入りに掃除をしたり、歯磨きや皿洗いをしながら、かかとを上げてストンと落とす「かかと落とし」をしたり。1日のなかで、ちょっとしたすき間時間を見つけて、積極的に体を動かすクセをつけるのだ。健康をキープしている人は、意識しないでも心がけている。ぜひ、新しい習慣にしてみよう。

ジョギングやジム通いをしなくても、イヌを飼っている人は健康

もともと、運動するのは苦手。毎日、走ったり、スポーツしたりするなんて絶対に無理。こう思っているのにもかかわらず、実際にはしっかり運動効果をあげて、健康を長く保つ。このような人たちは、イヌを飼っている。

イヌを飼っていたら、基本的に毎日、散歩につき合わなくてはいけない。イヌの散歩は、身体活動の強度でみれば「3メッツ」に相当する。「2メッツ」とされるヨガやストレッチなどよりも強度が高いのだ。

普通の歩行も、イヌの散歩と同じ「3メッツ」。しかし、イヌの散歩をすると、ただ歩くよりも良い運動になることが少なくない。

飼っている犬が若くて元気な場合は、かなり速く歩くはず。飼い主もその歩調に合わせて、早足でのウォーキング並みのスピードになりそうだ。

そうでなくても、イヌは急に小走りになったり、何かが気になっていきなり立ち止まったりと、動き方が一定ではない。飼い主も同じ動きをするので、相当な運動になるはずだ。

小型犬の散歩に適切な時間は1回20～30分で、この間、1～2㎞を歩くものだ。中型犬なら1回30～40分の散歩をさせたいので、さらに長く2～3㎞歩く。だいたい1000歩で600～700m歩くので、1回のイヌの散歩で少なくとも1500歩以上、多い場合は5000歩ほども歩くことになる。

これほどの運動になるのだから、健康に好影響を与えないわけがない。イヌの飼い主380万人を対象にした調査では、イヌを飼わない場合と比べて、心臓病による死亡リスクが31％も低くなるとわかった。がんの死亡リスクも、同程度、下がっているのではないか。

イヌを飼っていると、ふれあうときに「オキシトシン」というホルモンが分泌されるのもうれしい。これは「愛情ホルモン」ともいわれ、心身を癒し、ストレスを解消する効果がある。イヌを飼うことは、さまざまな面からおすすめだ。

がんにならない人は「筋トレ」に励み、がん細胞を生み出す炎症をなくす！

筋トレで体を鍛えていると、基礎代謝が増えて太りにくくなり、背筋がピンと伸びた美しい姿勢もキープできる。

さらに近年の研究によって、がんにもなりにくいことがわかってきた。筋肉を動かす際、「マイオカイン」というホルモンが分泌され、その働きによって、がんの原因のひとつである慢性炎症が改善されるからだ。

約８万人のイギリス人を対象にした研究では、「有酸素運動」だけを行ったグループではがんのリスクは低くならなかったが、「筋トレ」または「有酸素運動＋筋トレ」を行ったグループはリスクが明らかに低下した。

運動のなかでも、とくに筋トレはがん予防に効果が高い可能性がある。早速、今日から腕立て伏せやスクワットに励んではどうだろう。

マッチョを目指すのではなく、がん予防の筋トレならほどほどに

「筋肉は裏切らない」というフレーズがあるように、筋トレに励めば励むほど、筋肉は確実に増えていく。

けれども、筋トレはやればやるほどいい、というわけではない。健康のために行う場合、がんになるリスクが低い人は、ほどほどに励んでいるものだ。

筋トレががんの発生を抑える、という研究報告は数多い。東北大学の研究では、筋トレを週30分から1時間行った場合、がんや心臓病のリスクが最も低くなるという結果になった。その一方で、週に130〜140分を超える筋トレをすれば、逆にリスクが高くなることもわかった。

筋トレをやり過ぎると、体の負担が大きくなって、かえってがんを発症しやすくなる。本気でマッチョを目指したいのでなければ、ほどほどに励むのが良さそうだ。

ジムに通わない人は家でこっそり、スクワットや腹筋運動をする

最も手軽な運動はウォーキング、といわれることが多い。誰にでも無理なくでき、長い距離を歩けば大きな健康効果を得られる。

とはいっても、運動強度が高くないので、数分歩くだけではたいした運動にはならない。いまはやりの「タイパ（タイムパフォーマンス）」を重視する人なら、家のなかでできる筋トレを選ぶのではないか。

ジムの会員になると、各種マシンやバーベル、ダンベルなどが使い放題だが、会費がかかるし、ジムまで通わなければいけない。そこで、お金や時間を節約したい場合は、自分の体重で負荷をかける筋トレを行うのだ。

自重を使った筋トレなら、家にいるとき、思い立ったらすぐにできる。テレビを観ながら、スマホをさわりながらでもいいので、毎日続けやすいのもメリットだ。

運動が長続きする人は、ハードルをぐっと低くしてスタートする

健康のために運動をはじめたものの、習慣化に失敗し、ほどなくやめてしまう。こういった人は、最初から大きな目標を立てているケースが多い。

毎日必ず5000歩のウォーキング。30分のランニング。腕立て伏せとスクワット、腹筋をそれぞれ30回。このような高めのノルマを掲げてスタートすると、すぐに息切れしてしまうものだ。

運動によって健康効果を得るには、習慣づけるのが大切だ。その意味がよくわかっている人は、最初はハードルをぐっと低くする。

とりあえず、ちょっとだけ散歩してみる。走れるようなら、少し走ってもいい。腕立て伏せは1日3回からはじめるか。こうして、習慣にすることを第一に考えて、少しずつ時間や運動強度を上げていけば、無理なく続けていける。

運動が「三日坊主」になっても気にしない。三日坊主を繰り返す人が健康を保つ

がんなどの生活習慣病が気になる年齢になったから、運動を毎日の習慣にしようと一念発起。強く意気込んでスタートしたものの、たった数日で挫折する人がいる。いわゆる「三日坊主」で、ああ、自分はダメなやつだ……と落ち込んでしまう。これは、何かを続けられない人の典型的な行動パターンのひとつ。最初から肩に力が入り過ぎると、その気持ちがプレッシャーになって、逆に長続きしないのだ。

ウォーキングや筋トレをはじめてもすぐに挫折するのは、もともと運動が苦手だったり、好きではなかったりするからだろう。そういった人は、まあ三日坊主で終わってもかまわない、と逃げ道をつくっておくといい。

あまり意気込まないで気楽に取り組めば、たとえ何度か三日坊主を繰り返しても、いつの間にか運動が習慣になっていくものだ。

昼休みに食事をするとき、職場から遠いところにある店を選ぶ

運動不足の人は、昼休みに少し運動をすればいいと聞くけど、ごはんを食べたあとでウォーキングなんて、とてもやる気にならない……。

こういった人に、昼休みを上手に使って運動している人のアイデアを紹介しよう。単時間でもいいから筋トレやランニングを励む、といった運動嫌いの人には到底無理な話ではない。ポイントは、ランチを食べる場所。職場のすぐそばではなく、なるべく遠い店を選ぶようにするのだ。

職場の目の前ではなく、歩いて10分のところにある店で食べる。こうすれば、当然、帰りも歩くので、トータルで20分の運動になる。

食後の運動は、血糖値の急激な上昇防止にも効果大。血液中に入ったブドウ糖が脂肪として蓄えられるのを抑えて、肥満を防ぐことにもつながる。

職場で休憩をするとき、軽く体操をする習慣がある

家を出て会社に向かい、勤務を終えて帰ってくるまで、いろいろなシーンでちょっとひと工夫。トータルでは、かなりの運動効果を得ている人がいる。

電車通勤の人なら、駅までただ歩くのではなく、絶好のウォーキングタイムと考えて大股で早歩き。車で通勤する人の場合、信号待ちをしている時間、両肩をゆっくり上げ下げするといったストレッチを行う。

職場ではトイレや給湯室に行ったとき、軽く体操をするチャンスだと思う。違う階のフロアへ移動する際は、もちろんエレベーターではなく階段を使う。帰宅時に電車やバスを利用する場合、最寄り駅やバス停のひとつ手前で降りて家まで歩く。

こういった具合に工夫すれば、通勤中や仕事中にも、体をいろいろ動かすことができるものだ。

駅ではエスカレーターを使わず、できるだけ階段を歩くようにしている

駅や大きな公共施設、ショッピングセンターなどに行った場合、エスカレーターやエレベーターは使わないで、階段を上り下りする。

これはよくいわれる健康法で、この章でもおすすめしてきた。がんなどの怖い病気になりにくい人は、日々、実践しているのではないか。

実際、階段を使うと、大きな運動効果が得られる。名古屋市立大学の研究によると、椅子から立ち上がるときの負荷を「1」とした場合、平らなところを歩くときは、それよりも低い「0・4」しかなかった。ところが、階段を上るときには「1・3」、さらに1段飛ばしに上がる場合は「1・7」まで負荷が大幅にアップした。

階段を上るだけで、これほど大きな運動効果が期待できる。外出時だけではなく、自宅に階段がある場合は、雨の日のエクササイズとして上り下りしてはどうだろう。

暮らしに車が必需品の地域でも、買い物は最寄りの店まで歩く

1位は大阪府の「8762」で、最下位は高知県の「5647」。これは都道府県別に見た1日の平均歩数（男性）だ。その差は何と、3000歩以上。

上位には公共交通機関が発達している大都市圏が多く、下位には車で移動することの多い地方の県がズラリと並ぶ。

現実問題として、地方で暮らすには車は必須。しかし、まるでサンダルのように使うのはどうだろう。歩いて5分程度の店にも車で行くような生活をしていたら、極めてひどい運動不足になってしまう。

車が必要な地域で暮らしていても、健康を保ちたいと意識している人は、普段からできるだけ歩くようにしているものだ。車に依存するのをやめて、通勤や買い物には自転車を使うことも考えてみたい。

part 3

がんにならない人の「食品選び」の習慣、ぜんぶ集めました。

柑橘類なら「温州ミカン」。

「赤い肉」よりも「白い肉」。

最強の野菜は「ニンニク」。

がんにならないためには
何を食べるかが大切だ。

「赤い肉」と「白い肉」。がんにならない人が好むのはどっち？

肉と魚、どちらをおかずにするか。こうした二択の際、迷わず肉を選ぶ人は注意しよう。赤い肉ばかり食べていると、どんどん、がんになりやすい体になっていく。

肉とひと口にいっても、いくつかの種類がある。長く健康をキープし、がんになりにくい人は、見た目が赤っぽくない肉をよく食べているものだ。

肉を大別すると、牛肉や豚肉などの「赤い肉」と、鶏肉の「白い肉」に分けられる。ここでいう赤い肉とは、ヒレ肉やモモ肉などの部位のことではない。これらの赤身肉も、霜降り肉やバラ肉と同様に赤い肉として考える。

赤い肉は白い肉と比べて、おおむね脂肪が多く含まれていてカロリーが高く、食べる頻度が高いと肥満につながりやすい。肥満はがんの要因のひとつ。がん研究振興財団が提唱する「がんを防ぐための新12か条」にも、「適切な体重維持」があげられている。赤い肉を食べ過ぎると、がんになるリスクを高めてしまうのだ。

赤い肉には「ヘム鉄」という鉄分が多いのも問題だ。ヘム鉄は体内で活性酸素を作り出し、正常な細胞ががん細胞に変わりやすくなる。

加えて、ステーキの調理では強火で焼いて焼き目をつけるなど、赤い肉は焼いたり炒めたり揚げたりと、高温で調理されるケースが多いのも気になるところ。肉は高温で加熱されると、アミノ酸から発がん性物質が生まれてしまうからだ。

赤い肉ががんの原因になることは、さまざまな研究で明らかになっている。欧米の調査によると、赤い肉の摂取量が１２０g増えると、大腸がんのリスクが28％高くなるという結果になった。

フランスの研究では、赤い肉を最も食べるグループは、最も食べないグループと比べて、あらゆるがんのリスクが31％、乳がんのリスクにいたっては83％も高くなると結論づけた。

豚肉や牛肉は重要なたんぱく源なので、遠ざける必要はない。とはいえ、食べ過ぎるとがんのリスクが高くなることは頭に入れておこう。

「赤い肉」を食べてもOK。でも、翌日は「白い肉」か魚を食べる

動物性たんぱく質は、筋肉をはじめとする体の材料となる重要な栄養素。毎日、豊富に含む食材を食べるようにしたいものだ。

だからといって、豚肉や牛肉といった「赤い肉」ばかりを口にするのはちょっと問題だ。少なくとも、焼き肉やステーキなど、肉中心のメニューを選んだ翌日は、赤い肉を食べるのは控えたほうがいいだろう。

毎日のように肉を食べたいのなら、赤い肉の代わりに、白い肉である鶏肉のメニューを選ぼう。豚肉や牛肉とは違って、鶏肉にはがんのリスクを高めるという研究はない。鶏肉のなかでも皮なしの胸肉やささみなら、中性脂肪を増やす飽和脂肪酸がほとんど含まれていないので、一層ヘルシーだ。

体にいい不飽和脂肪酸の多い魚も、赤い肉を食べた翌日に選びたい食材だ。

アメリカが国家予算をかけて調べた、がん予防によく効く野菜とは⁉

がんの予防効果がより高いのは、いったいどんな野菜なのか。この問いに答えたのが、アメリカ国立がん研究所が1990年に発表した「デザイナーフーズ計画」だ。国家的な一大調査の結果、約40種類の野菜をピックアップし、効果の大きさから3グループに分けて、上から順番にピラミッドのような図形で示した。

がん予防に最も有効とされたのは、ピラミッドの最上位にあるグループ。ニンニクやキャベツ、大豆、ショウガ、ニンジン、セロリなどが含まれる。次に効果の高いグループはタマネギやウコン、お茶、ブロッコリーなどのアブラナ科の野菜、ナスやトマトなどのナス科の野菜、柑橘類、玄米、全粒小麦など。最後のグループはメロンやキュウリ、ジャガイモ、タイムやローズマリーといったハーブ類、大麦などだ。

毎日の食事を考えるうえで、参考にしてみてはどうだろう。

「ニンニク」の強烈なにおいが持つ、がん予防効果はすごい！

食後のにおいなんか気にしないで、ニンニクをきかせたスタミナ料理をよく食べる。そんな人はいつもパワフルで、じつはがんにもなりにくい。

ニンニクは料理のアクセントになるだけではなく、栄養豊富なスーパー抗がん野菜。アメリカ国立がん研究所が発表した「デザイナーフーズ」ピラミッドの最上位グループに位置している。

ニンニクにがん予防効果があるのは、「二硫化アリル」という物質を豊富に含んでいるからだ。

ニンニクを刻んだりすりおろしたりすると、細胞が壊れることをきっかけに、二硫化アリルの一種が「アリシン」という物質に変化。独特のにおいのもとでもあるこの物質が、体内で素晴らしい働きをしてくれる。

アリシンには強力な抗酸化作用、殺菌作用、抗炎症作用などがあり、がん予防に効果を発揮する。アリシンに限らず、二硫化アリルには血液をサラサラにする働きがあり、ニンニクを食べると動脈硬化を予防し、血栓を防ぐ効果も期待できる。

ニンニクががんの予防に役立つことを示す研究は数多い。米国アイオワ州で高齢の女性を対象に行われた調査では、ニンニクを最も食べる人は、最も食べない人と比べて、結腸がんのリスクが半減することがわかった。

また、ヨーロッパ10か国にまたがる多国籍調査によると、ニンニクとタマネギをよく食べる人ほど、腸のがんになるリスクが低下した。またフランスでは乳がんのリスクを調べたところ、ニンニクとタマネギをよく食べ、食物繊維も摂取する機会が多い人ほど発症しにくいと明らかになった。

マウスを使った実験で、大腸がんの発生を予防することも認められており、ニンニクががんに効くのは間違いなさそうだ。

口臭や体臭に注意する必要はあるが、もっと積極的に食べることをおすすめする。手軽に使えるチューブタイプを利用するのもいいだろう。

がん予防効果が高いのは、意外にも、「大根」「キャベツ」などごく普通の野菜だった！

トンカツに必ず添えられるキャベツ。おでんに欠かせない大根。サラダで存在感を放つブロッコリー。ほろ苦い味わいが特徴の菜の花。鍋料理の重鎮、白菜。ホウレン草よりも使い勝手のいいコマツナ。

これらはすべて、アブラナ科の仲間。ごく普通の野菜だが、いずれも強いがん予防効果を秘めている、と聞けば驚くのではないか。

がんのリスクを下げるのは、「イソチオシアネート」という辛み成分が含まれているからだ。解毒作用などを持つ有効物質で、発がん性物質の活動を抑える働きがあることがわかっている。

もちろん、アブラナ科の野菜にはビタミンCやビタミンE、β-カロテンといった抗酸化作用の高い物質や、細胞や赤血球が作られるのを助けるビタミン類の葉酸も豊富に含まれている。

イソチオシアネートの働きに加えて、これらも複合的に作用することによって、がんの発生を抑制すると考えられている。

約9万人を対象に行われた日本の研究を見てみよう。アブラナ科の野菜が生活習慣病の予防にどう影響するかを調べたものだ。

研究では、アブラナ科の野菜の摂取量によって5つのグループに大別し、病気による死亡率を調べた。その結果、最も摂取量の多い男性のグループは、最も少ないグループと比べて、がんの死亡リスクが16%低かった。また、がんと糖尿病、脳卒中、心筋梗塞を合わせた死亡リスクを見ると、男性で14%、女性で11%低くなっていた。

約8万人を対象とした別の研究では、アブラナ科の野菜を多く食べるほど、タバコを吸う人の肺がんのリスクが下がることが明らかになっている。

調理方法については、生のほうがより多くのイソチオシアネートを摂取できるようだ。サラダやぬか漬け、スムージーなどのほか、大根ならすりおろして生食するようにしよう。

サラダに添えて食べたいのは、最強の健康野菜「ブロッコリースプラウト」

日ごろ、サラダにどんな野菜を使っているだろうか。トマトやキャベツ、レタス類がほとんどという人の場合、次からはカイワレ大根によく似たひょろひょろした発芽野菜、ブロッコリースプラウトを加えてみよう。

がんになりにくい人は、普段からよくブロッコリースプラウトを食べている。スプラウトとは「新芽」のこと。ブロッコリーの芽生えたばかりの新芽がブロッコリースプラウトだ。

数ある野菜のなかでも、がん予防効果の高いイソチオシアネートが含まれているのはアブラナ科だけ。なかでも、含有量が群を抜いて多いのが、このブロッコリースプラウトなのだ。

ブロッコリースプラウトに含まれているのは、イソチオシアネートの一種である

「スルフォラファン」という物質。解毒作用や抗酸化作用、抗炎症作用などが非常に強く、がん予防に頼もしい有効成分だ。

スルフォラファンには、老化の原因となる細胞の酸化と糖化を抑える効果もある。ブロッコリースプラウトを食卓の常連にすると、若々しさを保つアンチエイジングも期待できそうだ。

スルフォラファンには、肝機能を改善する働きがあることもわかっている。食品メーカー大手のカゴメと東海大学の共同研究によると、肝機能を示す数値である「γ－GTP」などが高い人に、カプセル入りのスルフォラファンを1日3粒、2か月摂取してもらったところ、肝機能が明らかに改善した。お酒をなかなかやめられない人も、ブロッコリースプラウトをたくさん食べたいものだ。

最近、「最強のスーパーフード」と呼ばれることもあるブロッコリースプラウト。スーパーなどで簡単に手に入るが、園芸店や100円ショップなどで種を購入し、自分で育てて摘んで食べるのもおすすめだ。コップに脱脂綿などを敷いて、水をちょっと加えるだけで栽培できる。芽生えて3日目が、最も栄養価が高くて食べごろだ。

抗がん作用のある物質が豊富！「タマネギ」を使った料理をよく食べる

カレーやシチュー、炒め物、スープなど、使い勝手のいいタマネギ。がんになりにくい人なら、いろいろな料理で食べていることだろう。

タマネギの有効成分のなかでも、特筆されるのが「ケルセチン」というポリフェノールの一種だ。強い抗がん作用があり、マウスを使った実験によって、すい臓がんの増殖を抑えることがわかっている。

ケルセチンは熱に強い性質があり、炒めたり煮たりしても壊れにくい。緑茶やアスパラガスなどにも含まれているが、大量消費しやすいタマネギからならたっぷり摂取できる。

タマネギには血液サラサラ効果もあり、ほかの生活習慣病の予防効果も高い。保存も効くので、常備しておきたいものだ。

β-カロテンの量がトップクラス！「ニンジン」を食べる男性は胃がんになりにくい

栄養たっぷりな野菜といえば？　こう問われると、真っ先に思い浮かべるもののひとつがニンジンではないだろうか。

確かに、ニンジンにはさまざまな栄養が豊富に含まれている。とくに重要なのは、濃いオレンジ色のもとである「β-カロテン」だ。

このβ-カロテンが可食部100gあたり6000μg（マイクログラム）以上含まれていると、緑黄色野菜と呼ばれる（例外あり）。ニンジンの含有量は6900μgもあり、緑黄色野菜のなかでもトップクラスの多さだ。

β-カロテンは天然色素である「カロテノイド」の仲間。強力な抗酸化作用を持っており、がんや老化の原因となる活性酸素の発生を抑えたり、取り除いたりする。

国立がん研究センターは、このβ-カロテンががんの発生にどう関連しているのかを調査。血液中のβ-カロテンの量から4つのグループに分けて調べた結果、最も多く含まれているグループの男性は胃がんの発生率が低いことがわかった。

この研究では、女性にはβ-カロテンと胃がんとの関連性は見られなかった。じつは、男性は女性と比べて、もともと血中のβ-カロテン濃度が低い傾向にある。このことから、男性が緑黄色野菜をよく食べて、血中のβ-カロテン濃度を高めた場合、その予防効果が女性よりも大きく見えたのだと考えられている。

肺がん予防効果の可能性を探った研究もあり、ニンジンを最も多く食べる人は、最も食べない人と比べて、肺がんのリスクが42％低くなると報告されている。

ニンジンをジュースにして飲むといい、ともいわれる。これは「ゲルソン療法」といって、がんにも効く自然療法としてよく知られているが、ジュースは食物繊維が少ないなどの理由から否定的な意見もある。

ニンジンに加えて、カボチャやホウレン草、コマツナといったいろいろな緑黄色野菜からも、β-カロテンをたくさん摂取したいものだ。油に溶けやすい脂溶性の成分なので、炒め物や揚げ物にして食べるとより吸収される。

「トマト」の鮮やかな赤色のもと、リコピンの抗酸化作用でがんを予防

色の濃い野菜は栄養豊富。真っ赤なトマトも、もちろん栄養効果の高い野菜で、がんを防ぐ働きも期待できる。

トマトの赤い色は、カロテノイドの一種である「リコピン」。β-カロテンと同じく、抗酸化作用の高い物質だ。気になるがん予防効果については、新しい血管を作る「血管新生」という体の機能を抑える働きがあるとわかっている。

がん細胞が大きくなったり、転移したりする際には、血管を新しく作って血液を呼び寄せる。トマトを食べると、リコピン効果によってその働きが阻害され、がん予防につながるというわけだ。

リコピンを多く摂取すると、前立腺がんの発症や卵巣がんの増殖を抑えるという報告もある。生食やソース、ジュースなどで、トマトをたくさん食べるようにしよう。

夏はやっぱり「ゴーヤー」チャンプルー。あの苦みががんの発生を抑えてくれる

沖縄の島野菜として知られ、全国に広まっていったゴーヤー。「ニガウリ」とも呼ばれるように、食欲増進効果のある独特の苦みが特徴だ。

ゴーヤーには夏野菜のイメージがあり、暑い時期に夏バテ防止でよく食べられている。しかし、がんになりにくい人は年間通して、チャンプルーなどで食卓に出しているのではないか。

ゴーヤー独特の苦みには、近年、抗がん効果のある物質も含まれていることがわかってきた。ゴーヤーの抽出物を使った実験により、大腸がんやすい臓がん、乳がん、卵巣がんなど、さまざまながんの細胞増殖を抑えたと報告されている。

ゴーヤーはビタミンCも豊富で、しかも加熱しても壊れにくいという特徴がある。夏だけしか食べない、というのはもうやめておこう。

「ショウガ」の成分、ジンゲロールは消化器系のがん抑制に効果あり

料理にアクセントをつける存在として、なくてはならないショウガ。体を温める作用を持つことはよく知られているが、じつはがんのリスクを下げる働きもある。

がんに対して有効なのは、ショウガに含まれている辛味成分である「ジンゲロール」。動物実験によって、肝臓がんやすい臓がん、大腸がん、胃がんなどの消化器系のがん細胞が大きくなるのを防ぐ作用が確かめられた。がん細胞を使った実験でも、同じようながん抑制効果が見られている。

がん予防を期待する意味でも、積極的に食べたいショウガ。注意したいのは、生のショウガを食べても体は温まらず、逆に体の芯が冷えていくケースもあることだ。加熱すると、ジンゲロールの一部が「ショウガオール」という物質に変化し、胃腸の壁を刺激して体温を上げる。冬にはショウガを温めて食べるほうが良さそうだ。

「セロリ」と「パセリ」の香りを好む人は、いろいろながんになりにくい

独特の強い香りが特徴のセロリとパセリ。人によって好き嫌いが大きく分かれるが、がんになりにくい人は好む香りかもしれない。

セロリやパセリの香りのもとは、「アピイン」というポリフェノールの一種。この香気成分を研究したところ、がん細胞の増殖を抑える効果があることが明らかになってきた。まだ人体ではなく、培養した細胞を使った実験での成果で、これからさらに研究が進められていきそうだ。

セロリは茎がよく利用されるが、アピインがたくさん含まれているのは葉。使い道がないからと捨てないで、炒め物やスープなどに利用してみよう。パセリの場合、β-カロテンが豊富なのも特徴だ。同じ重さで含有量を比較すると、じつはニンジンよりも多い。薬味などにたっぷり使ってみよう。

大腸がんになりにくい人は、「牛乳」からカルシウムを補給している

近年、食の欧米化が進んだことにより、日本で増えているがんが大腸がん。2023年のデータによると、大腸がんが原因で死亡した人の数は、すべてのがんのなかで女性では一番、男性では二番目に多かった。

こうした傾向があるなかでも、大腸がんになりにくい人は、よく牛乳を飲んだり、小魚を骨ごと食べているのではないか。

国立がん研究センターが約8万人を対象に、大腸がんとカルシウム及びビタミンDの摂取量との関連を調べた研究によると、カルシウムの摂取量が最も多い男性グループ（1日700mg以上）は、最も少ない男性グループ（1日300mg未満）と比べて、大腸がんになるリスクが40％近く低いことがわかった。

ビタミンDについては、それだけでは大腸がんとの関連性が見られなかった。しか

し、カルシウムとビタミンDの両方を最も多く摂取していた場合、大腸がんのリスクが低くなっていた。

一方、女性はカルシウム及びビタミンDの摂取量が多くても、大腸がんを抑える効果は確認できなかった。この結果については、女性には骨粗鬆症《こつそしょうしょう》のリスクが知られていて、男性と比べてカルシウムの摂取量が全般的に高いことが影響していると考えられている。

1日のカルシウム摂取量の目標は、成人で600～800㎎。牛乳ならコップ1杯で220㎎、シシャモ3尾で149㎎、木綿豆腐1／2丁で180㎎、コマツナ1／4束で119㎎、ヒジキの煮物1食分で140㎎を摂取できる。こうした乳製品や小魚、大豆製品、野菜類をよく食べて、カルシウムの摂取を心がけよう。

ただし、乳製品をとり過ぎると、前立腺がんのリスクが高まるという研究がある。牛乳やチーズの飲み過ぎ、食べ過ぎは控えておこう。

カルシウムの吸収を促すにはビタミンDが必要となる。日光に当たるだけで、体内でビタミンDが作られるので、外出やウォーキングをすることも大切だ。

じつは、がん予防に効果大のキノコ類。毎日「シイタケ1枚」程度を食べるだけでOK！

低カロリーで食物繊維が豊富なキノコ類。ヘルシーだからと毎日のように食べている人は、便通が良好なだけではなく、がんになりにくいのを知っているだろうか。

キノコには「β－グルカン」という食物繊維の一種がたっぷり含まれている。がんを予防してくれるのはこの成分で、腸内細菌の活性化や免疫力の向上などに働く。

米国での研究によると、毎日シイタケ1枚程度（18g）のキノコを食べる人は、キノコをまったく食べない人と比べて、あらゆるがんのリスクが45%低くなる可能性があるという結果が出た。

シイタケ1枚ほどの分量でいいのなら、毎日、食べるのはそう難しくはない。今日はシイタケの味噌汁、明日はシメジのホイル焼き、明後日はマイタケのバター炒め、というように種類と料理に変化をつければ、食べ飽きることもなさそうだ。

イチゴ、スイカ、カキ、ミカン。がんにならない人は四季の果物が大好き

果物はさまざまながんのリスクを下げる可能性が大きい。こう力強く判定を下したのは、世界がん研究基金と米国がん研究協会だ。

果物の栄養成分のなかでも、がん予防に有効だと思われるひとつがビタミンC。活性酸素を消し去る作用が高く、この働きからがんの発生も抑えると考えられている。

ビタミンCの予防効果がとくに期待できるのは胃がん。胃炎の人にビタミンCを摂取してもらったところ、多く摂ったグループでは胃炎の進行が遅くなったという研究がある。慢性胃炎は胃がんの大きな原因となる。胃炎を引き起こすピロリ菌を持っている人は、日ごろから意識してビタミンCを摂取したほうがいい。

春はイチゴ、夏はスイカ、秋はカキ、冬はミカンといったように、四季の果物をよく食べるようにしよう。

バラエティー豊かな柑橘類のなかでも、「温州ミカン」のがん予防効果が格別高い理由は？

豊富に含まれるビタミンCの働きから、ミカンを食べるとかぜをひきにくい、と昔からよくいわれる。近年、有効成分の研究が一層進んだことから、ミカンを食べるとがんになりにくい、といって良さそうだ。

柑橘類にさまざまな種類があるなか、温州ミカンには、「β-クリプトキサンチン」が格別多く含まれている。

これはβ-カロテンなどと同じカロテノイドの仲間。非常に強い抗酸化作用を持っていて、がんの発症リスクを下げることがわかっている。もちろん、ミカンに含まれるビタミンCもがん予防に働いてくれるはずだ。

β-クリプトキサンチンは骨粗鬆症の予防効果も高い。病気予防に加えて、骨を丈夫にするためにも、ミカンをもっと役立ててみたい。

がんにならない人が好む果物は、人気のスーパーフード「アサイー」

「スーパーフード」とも呼ばれるアサイー。中南米原産のヤシ科植物で、その果実には抗酸化作用の高いポリフェノールがブルーベリーの約18倍も含まれている。

アサイーはカルシウムやビタミンK、β-カロテンなども豊富。ハエに与えると寿命が数倍延びた、人が摂取すると食後の血糖値が下がった、といった実験もある。がんに対しても大きな力を発揮し、動物を使った実験の結果、食べるとがんの発生率や増殖率が下がり、腫瘍の数や大きさを抑えられることがわかった。

まさに、スーパーフードの名にふさわしいアサイー。ヘルシー志向の女性に人気が高いのが、豆乳やヨーグルトとアサイーを合わせたスムージーに果物をプラスした「アサイーボウル」。毎日のように食べていると、日々の健康をキープでき、がんにもなりにくくなるかもしれない。

大腸がんにならない人がよく食べる、効能抜群の「ブルーベリー」「ブラックベリー」

ブルーベリーを食べると、紫色のポリフェノール「アントシアニン」効果によって、疲れ目が楽になることが知られている。同じベリー類で、やはりアントシアニンをたっぷり含むのがブラックベリー。ラズベリー（キイチゴ）の一種で、小さな黒い粒が集まった実を生食やジャムで味わう。

こういったベリー類には、がんを抑える効果も期待できる。大腸がんを発症しているマウスを使った実験によると、ブラックベリーを含むエサを4週間与えたところ、がん細胞の数が減って、サイズも小さくなっていることがわかった。

免疫細胞の一種、「NK（ナチュラルキラー）細胞」を活性化させて、がんの発症や進行を抑えたのではないかと考えられている。ブルーベリーにも同じような働きがありそうだ。デザートやジャムなどに、ベリー類をもっと利用してはどうだろう。

「森のバター」アボカドの脂肪分は、バターとは比較にならないヘルシーさ

「森のバター」ともいわれるアボカド。おいしいけれども、太るのであまり食べたくないと思っている人は、考え方を変えてみよう。がんになりにくい人は、アボカドをよく食べているものだ。

アボカドは脂質が非常に多い果物で、1個食べたら20gほど摂取することになる。しかし、その多くは体にいい不飽和脂肪酸で、オリーブオイルで知られるオレイン酸が主成分。オレイン酸には血液中のＬＤＬコレステロールを減らすのに加えて、がんのリスクを下げる働きもある。

腸内環境を整える食物繊維も豊富で、1個に6～7gほども含まれている。余分な塩分を排出するカリウムも、キュウリの約3倍含まれているので、高血圧の予防にもなる。食べ過ぎだけに注意して、もっと利用しよう。

「海藻」のネバネバ成分、フコイダンが細胞のがん化を抑えてくれる

食物繊維やカリウムなどが豊富で、便通を良くし、血圧上昇を防ぐ効果のある海藻。これらの健康効果に加えて、近年、がんを予防する効果もあるのではないか、と注目を集めている。

がん抑制効果が期待されるのは、「フコイダン」という水溶性食物繊維の一種。海藻独特の粘り気のある部分に含まれている。

さまざまな研究によって、フコイダンにはがん細胞の増殖を抑える効果や、血管新生を抑えてがん細胞の成長を邪魔する効果、がんと闘うための免疫細胞を活性化させる働きなどがあるとわかってきた。

フコイダンはモズクやメカブなど、ネバネバした海藻に豊富。酢の物などで味わう機会を増やしたいものだ。

主食は白米よりもち麦入り、食パンよりも全粒粉パンを

便秘予防はもちろん、血圧や血糖値上昇の抑制、血中コレステロール濃度の低下、腸内環境を整えることなど、食物繊維の果たす役割は多い。これらの働きは、心臓病や糖尿病、それにがんの予防につながっていく。

食物繊維の摂取に最も効果的なのは、毎日の主食から無理なく摂るようにすることだ。がんになりにくい人は、よくわかっているだろう。

ごはん食の場合、白米には食物繊維がわずかしか含まれていない。白米を玄米に変えると、食物繊維を格段に多く摂取できる。調理が少々面倒と思うなら、白米に押し麦やもち麦を加えて炊くといいだろう。

パン食が好きな人なら、食物繊維の少ない一般的な食パンではなく、色の濃い全粒粉パンやライ麦パンがおすすめだ。

part 4

がんにならない人の「体調管理」の習慣、ぜんぶ集めました。

体重コントロールの仕方から、がんを殺す免疫細胞の活性化策、休日におすすめの癒しタイム、がんを寄せつけない眠り方まで、体調管理の方法を伝授しよう。

がんにならない人は、ややぽっちゃり体型をキープしている⁉

いかにも健康そうなスマートな人よりも、ちょっとぽっちゃりしている人のほうががんになりにくい。こう聞くと、まさかそんな馬鹿なと、耳を疑うのではないか。しかし、これは本当のことだ。

身長と体重のバランスを示す「ＢＭＩ」という指数がある。〈体重（kg）÷身長（m）÷身長（m）〉という式で割り出される数値で、日本肥満学会による判定基準では「18・5未満」が低体重、「18・5〜22未満」が普通体重、「25以上」が肥満。最も健康でいられる適正体重は「22」と定められている。

ところが、国立がん研究センターが40〜69歳の約9万人を追跡調査した研究によると、最もがんになりにくいのは適正体重の人ではない。

がんのリスクが最も低いＢＭＩは「25〜27未満」で、それに「23〜25未満」「27〜

30未満」「21〜23未満」「19〜21未満」「30以上」と続き、最もリスクが高いＢＭＩは「19未満」という順になった。

何と、適正体重とされる人よりも、ややぽっちゃり気味の人のほうが、がんにならないまま年齢を重ねていく可能性が高いのだ。

ちょっとだけ体重の多い人は、がん以外の怖い病気にもなりにくいことがわかっている。厚生労働省が40代以上の約35万人を追跡調査したところ、最もさまざまな病気による死亡率が低かったのは、男性ではＢＭＩが「25〜27未満」、女性では「23〜25未満」という結果が出た。

同じような傾向を示す研究は海外にもある。ＢＭＩと死亡率との関係を調べた米国オハイオ州立大学の報告によると、長生きできる可能性が最も高いのは「もともと標準体重で、年を取るにつれて太り気味になる人」で、これに「ずっと標準体重の人」「ずっと太り気味な人」「ずっとやせ気味の人」と続いた。

最近、ちょっと太ってきたかも……という程度では、ダイエットに励む必要はないかもしれない。

太るにつれてがん危険度はアップ！健康な人は毎日体重計に乗る

がんになりにくいのは、標準体重よりも少しだけ体重が重めの人。あくまでも「ややぽっちゃり」程度なのが肝心で、明らかに体重がオーバーしている人の場合、やはりがんのリスクは高い。

肥満ががんにつながるという研究は多く、海外の報告によると、大腸がんや乳がん、子宮体がん、すい臓がんなど、13種類ものがんの発症に関連している。日本でも大腸がんや肝臓がん、すい臓がん、閉経後の乳がんのリスクを高めるという研究がある。

国立がん研究センターの追跡調査で、ＢＭＩが30を超えると、男性ではがんのリスクが20％、女性では25％も高くなることがわかった。ＢＭＩ30以上とは、身長１７０cmなら体重が86・７kg以上、身長１６０cmなら体重が76・８kg以上。毎日体重計に乗って、このグループに入りそうになったら、すぐにダイエットに励むのが賢明だ。

ズボンやスカートを履くとき、サイズがきつくなっていないか気をつける

スタイルを気にする人は毎日、入浴前などに体重計に乗っていることだろう。がんや生活習慣病になりにくい人は、それだけではなく、ときどきウエスト回りもチェックしているのではないか。

肥満とがんとの関連性を調べた研究によると、ウエストがひと回りほど大きくなるごとに、がんのリスクは13％高まる。同様に、ヒップが大きくなると9％、ウエスト・ヒップ比（ウエスト÷ヒップ）が増すと15％高まると報告されている。

ウエスト、つまり腹回りが大きくなるのは、高血圧や糖尿病などの要因となる内臓脂肪が増えるからだ。日本ではウエスト周囲が男性で85㎝以上、女性で90㎝以上の場合、生活習慣病の前段階である「メタボリックシンドローム」と診断される。ズボンやスカートを履くときには、以前よりもきつくなっていないか注意しよう。

ダイエットに励んでも、細過ぎるモデル体型は決して目指さない

太るのは絶対にイヤだと思う、身長160㎝の女性。ある日、体重計に乗ったら48kgという数字が示された。「50kg台になったら大変！」と、その日のうちからダイエットをスタートする。

こうした体重コントロールをしていたら、がんになるリスクがどんどん高まっていく。がんになりにくい人なら、まったく逆に、「ちょっとやせてるなあ、もっと食べよう」と思うに違いない。

じつは、肥満よりもやせるほうががんになりやすい。BMIが「19未満」の人の場合、がんになるリスクは29％も高くなる。このグループに入るのは、身長160㎝なら体重48・6kg未満の人。女性のなかには、こうしたスタイルを目指す人もいそうだが、健康になりたいのならやめておいたほうがいい。

早食いしないでゆっくり食べる。これが太らず、がんにもなりにくい食べ方

肥満はあらゆる生活習慣病の原因になる。がんを発症するリスクも高まるので、日々、体重をチェックし、増え過ぎないようにしたいものだ。

しかし、かなりの早食いを自覚している人の場合、しだいに体重が増えていくのを避けられないだろう。健康的な体重をキープできる人は、ゆっくり食べることを心がけているはずだ。

食べるのが早いと体重増加を招くのは、数々の研究で明らかになっている。早食いがクセになっている中年男性は、ゆっくり食べる同年代の人と比べて、平均で約9kgも太っているという報告もあるほどだ。

早食いの人が太りやすいのは、「満腹感」と強く関係している。おなかがいっぱいになったと感じるのは、食べた糖質が分解されて血糖値が上昇し、脳の中枢神経が刺

激されるからだ。

食べはじめてから血糖値が上がるまでには、15分から20分ほどのタイムラグがある。このため早食いをすると、満腹感を覚えて食欲にブレーキがかかるまでに、必要以上の量を食べてしまいがち。そして、肥満につながるというわけだ。

血糖値が急激に上昇、下降するのも、早食いのデメリットだ。ゆっくり食べた場合は、糖質がゆるやかに吸収され、血糖値も少しずつ上がっていく。しかし、早食いをすると、糖質が急速に吸収されるので、血糖値が急上昇してしまう。

この良くない体の状態を収めようと、すい臓からインスリンが大量に分泌され、今度は血糖値が急激に下降する。このような乱高下は「血糖値スパイク」ともいわれ、血管にダメージを与えて、さまざまな生活習慣病につながる動脈硬化の原因になってしまうのだ。

体重増加を抑え、がんをはじめとする生活習慣病を予防するためにも、食事はゆっくり食べるように心がけよう。早食いがクセになっている人は、ゆっくり食べる人といっしょに食事を取り、食べ進めるペースをつかむのがいいかもしれない。

適度な体重をキープする人は、野菜や肉から先に食べている

糖質たっぷりのごはんやパンは後回しにして、まずは野菜から口にする。「野菜（ベジタブル）」を「最初（ファースト）」に食べる「ベジファースト」を心がけている人は多いだろう。

ダイエットによく効く食べ方として知られているが、肥満を抑えるという点で、がん予防にも有効だ。

最初にごはんやパンを食べると、糖質が早く分解されて、血糖値が急上昇しやすい。そこで、野菜を先に食べるというベジファーストが考え出された。野菜には食物繊維が多く含まれている。その働きによって、糖質がゆるやかに消化、吸収されるので、血糖値が急上昇することはない、という考え方だ。

体重をうまくコントロールできて、血糖値の乱高下による血管の損傷も防ぐ。ベジ

ファーストは非常にいい食べ方といえる。

ただし、普段から食の細い人の場合、食物繊維の多い野菜から先にたっぷり食べると、それだけで満腹感を覚えることもありそうだ。もうおなかがいっぱいになったからと、肉や魚を残せばたんぱく質不足になってしまう。

そこで、健康を保ちたい小食気味の人は「ミートファースト」を習慣にしている。野菜ではなく、肉や魚を真っ先に口にするのだ。これなら、あまり食べない人でもたんぱく質が不足する心配がない。

肉料理や魚料理を食べると、たんぱく質の摂取が引き金になって、血糖値の上昇を抑える「インクレチン」というホルモンが分泌され、その働きによってベジファーストと同じような効果が期待できる。

ミートファーストは、大食漢の人にもぴったりの食べ方だ。インクレチンは脳の満腹中枢に作用し、満腹感をはっきり自覚できるようにするので、食べ過ぎ防止にもつながる。これからはベジファーストだけではなく、ミートファーストも試してみてはどうだろう。

がんにならない人は、寝る3時間前までに夕食を済ませている

深夜0時に眠りたい場合、夕食は何時に取るのがいいだろうか。おなかがすいたら眠れないからと、夜遅くなってから食べる人は、がんのリスクがしだいに高まっていく。がんになりにくい人は、午後9時ごろには夕食を済ますことが多いものだ。

夕食を取る時間は、がんのリスクと強くかかわっている。フランスの研究では、午後9時半以降に夕食を取る人は、それよりも前に夕食を済ます人と比べて、乳がんのリスクが1・5倍、前立腺がんのリスクが2・2倍も高かった。

ほかにも、夕食後2時間以上たって寝る人は、夕食後すぐに寝る人と比べて、乳がんのリスクは16％、前立腺がんのリスクが26％低くなったという研究がある。

夜遅い時間に食べるのは健康に良くない。一般的にこう思われているが、がんとの関連で考えても同じなのだ。

なぜ、遅い夕食を取っていると、がんを発症しやすくなるのか。要因のひとつは、ホルモンの分泌が乱れるからだと考えられている。

人間には「体内時計」といわれる自然なリズムが備わっている。体温や脈拍、ホルモン分泌などの生体リズムを調整するメカニズムのことで、だいたい24時間周期でぐるぐる回っている。

夕食を遅く取ると、眠りながら消化活動も行われるので、あまり熟睡できない。このため体内時計が乱れて、ホルモンが正常に分泌されない。その結果、ホルモンとの関連性が強い乳がん、前立腺がんなどのリスクが高まってしまうのだ。

また、夜遅くに食べると、摂取した糖質などが脂肪として蓄えられやすく、がんの要因である肥満につながりやすい。血糖値の面からも問題で、食べてすぐに寝ると、高血糖の状態で眠りにつくことになり、この点でもがんのリスクが高まっていく。

体の仕組みから、夕食は寝る3時間前までに済ませておくのが賢明だ。残業で帰宅が遅くなりそうだったら、とりあえず夕方におにぎりなどを食べておき、帰宅後にスープなどの軽い食事を取るのがおすすめだ。

熟睡は大事ながん予防策。細胞を修復する成長ホルモンが分泌される！

細胞のがん化を防げる人は、毎晩、しっかり熟睡しているものだ。いつも眠りが浅くて、夜中に何度も目が覚めてしまうようなら、がん予防という点で、ちょっと問題があるかもしれない。

細胞が繰り返し傷つき、修復し切れなくなったときに、がん細胞は生まれてしまう。がんの発症を抑えるのに、大きな役割を果たすのが「成長ホルモン」。子どもの成長に欠かせないホルモンだが、じつは傷ついた細胞を修復する働きも持っている。

成長ホルモンがたくさん分泌されるのは、夢を見ない深い眠りである「ノンレム睡眠」のとき。それも、眠りについてから最初に訪れる、いちばん深い眠りのときの分泌量が最も多い。このメカニズムから、熟睡するのはとても大切なのだ。「寝る子は育つ」といわれるが、「深く寝る大人はがんになりにくい」ともいえる。

毎晩、ぐっすり眠るために、食物繊維たっぷりの夕食を取る

がんになりにくい人は、夕食で野菜やキノコをたくさん食べているものだ。夜にそういった食事を取ると、ぐっすり熟睡できて、成長ホルモンがたっぷり分泌される。

米国コロンビア大学の研究によると、糖質や脂質が多い夕食を取った人は、中途覚醒が多くてあまり熟睡できなかった。これに対して、食物繊維の豊富な夕食を取ると、ぐっすり眠る深い睡眠が増えた。

熟睡を得られる条件のひとつが、血糖値が安定すること。食物繊維の多い食事を取ると、糖質がゆるやかに吸収されるので、食後に血糖値が急上昇しない。このため、すんなり寝つけて、すぐに深い睡眠に入ることができる。

ラーメンだけ、チャーハンだけ、具のないスパゲッティだけ、といった夕食はできるだけ避けるようにしよう。

がんと無縁な人は、寝酒の力を借りて寝ようとはしない

「寝つきが良くなるから」という言い訳のもと、寝る前にお酒を飲むのが習慣になっている人がいる。夜が更けてアルコールを摂取すると、鎮静効果によって心身がリラックスし、眠気が湧いてくるのは確かだ。

しかし、お酒の眠りに対するメリットはそれだけだ。質の良い睡眠で健康を保ち、がんにもなりにくい人は、お酒の力を借りて寝ようとはしない。

ニュージーランドの大学で、がんとアルコールとの関係について調べたところ、飲酒の習慣があると、食道がん、中咽頭がん、喉頭がん、肝臓がん、大腸がん、乳がんなどのリスクが高まるという結果が出た。

なかでも、食道やのどのがんはお酒との関連性が強く、1日に50gのアルコールを摂取している人は、まったく飲まない人と比べて、がんのリスクが4倍から7倍も高

まるという。

アルコール50gとは、500㎖の缶ビール2本半、日本酒2合半、ウイスキーをダブルで2杯半、ワイン500㎖に含まれている分量だ。まあ、この程度ならよく飲んでいるかも、という人は少なくないのではないか。

お酒ががんのリスクを高めるのは、アルコールが分解されて発生する有害物質「アセトアルデヒド」が細胞のDNAを損傷するからだという有力な説がある。

また、お酒を飲むと睡眠の質が下がるのも、がんのリスクを高める要因になっているのかもしれない。

本来、睡眠中に優位になる自律神経は、体を休めるときに働く副交感神経だ。しかし、お酒を飲んで寝ると、アセトアルデヒドの作用によって、活動するときに働く交感神経が優位になる。その結果、眠りが浅くなって、夜中に何度も目が覚めやすくなるなど、睡眠の質が低下してしまうのだ。

寝酒が習慣になると、お酒の量がだんだん増えていきがちなのもデメリット。夕食時にほどほどの量を飲むのが、お酒と上手につき合うコツだ。

とにかく毎日、よく眠る。寝不足が日常になると、大腸がんのリスクが2倍になる！

1日の疲れを取り、細胞の修復をするためにも必要な睡眠。では、毎日どれほどの時間、眠っているだろうか。

仕事が忙しくて、6時間眠れないときもけっこうあるかも……。こういった暮らしをしていると、心身の疲れがたまっていくだけではなく、長い目で見れば寿命が縮まる恐れもある。がんになりにくい人は、毎日たっぷり眠っているものだ。

毎日6時間未満しか眠っていない人は、睡眠時間が6時間以上9時間未満の人と比べて、大腸がんのリスクが2・1倍に高まったという海外の研究がある。日本人の女性を対象にした研究でも、睡眠時間が6時間に足りない人は、7時間眠っている人と比べて、乳がんのリスクが約60％も高かった。

がんにならないためにも、睡眠時間はしっかり確保することが大切だ。

がんにならない人は、9時間以上眠るようなことはしない

寝不足が体に良くないのは常識だが、たっぷり眠れば眠るほど健康になれる、というわけでもない。睡眠時間が長過ぎる人も、じつはがんになりやすいのだ。

国立がん研究センターによる研究を紹介しよう。10万人近い男女を対象とし、日ごろの睡眠時間の長さによって6つのグループに分けて、平均約20年にわたって追跡調査を行ったものだ。

その結果、男性でがんの死亡リスクが1・5倍以上になったのは、睡眠時間が極端に短い人。5時間未満しか眠らない男性は、7時間眠る人と比べて、リスクが56％高かった。

これに対して女性の場合、がんの死亡リスクが1・5倍を超えたのは睡眠時間が長過ぎる人。10時間以上眠る女性は、7時間眠る人と比べて、リスクが53％高いという

結果になった。

毎日9時間以上眠っていると、睡眠時間が6時間以上9時間未満の人と比べて、大腸がんのリスクが3・8倍に高まったという報告もある。また、9時間以上眠っている女性は、睡眠時間が7時間以上9時間未満の女性と比べて、乳がんと子宮体がん、卵巣がんを発症するリスクが22％高まった。

睡眠時間が短いと、心身の疲れが取れない。負担が積み重なることによって、何らかの病気を引き起こすというのはすんなり理解できる。しかし、なぜ、たっぷり眠ってもがんになりやすいのだろうか。

睡眠時間が長過ぎても良くないのは、眠っている間に「炎症性サイトカイン」が増えやすいからだという考え方がある。炎症性サイトカインは細胞から分泌されるたんぱく質の一種で、がん細胞の成長・増殖を促すように働く。このため、長く寝過ぎるとがんのリスクが高まるという理屈だ。

あらゆる病気の死亡率から見ると、だいたい7時間前後の睡眠時間がベストなようだ。個人差はあるものの、一応、この時間を目安にしてみてはどうだろう。

「いびきが大きい」と家族に指摘されたら、睡眠時無呼吸症候群ではないかと疑う

「最近、いびきがひどくなったよ。しかも、ときどき息が止まって苦しそう」。家族にこう指摘された場合、がんなどの生活習慣病になりたくないと思う人は、早めに睡眠障害を専門とする医療機関を受診する。

家族が心配するほどの激しいいびきをかき、ときには息苦しさで目覚めてしまう。こういった場合、「睡眠時無呼吸症候群」の可能性がある。ひと晩の睡眠時に30回以上、または1時間に5回以上、息が10秒以上止まるとこの病気だと診断される。

睡眠時無呼吸症候群を放置していると、がん全体のリスクが26％高まるという海外の研究がある。なかでも子宮体がんや腎臓がんのリスクが高く、2倍以上も発症しやすい。横向きに眠る、マウスピースを装着する、といった対策で良くなることが多いので、まずは検査を受けてみよう。

休日には山や緑の多い公園に行き、森林浴をして心を癒す

休みの日は、自宅でのんびり過ごして1週間の疲れを癒す。あるいは、緑豊かな自然のなかに出かけて休日を満喫する。がんになりにくいのはどっちかといえば、もちろん、後者の自然に触れ合うタイプだ。

休日の過ごし方がいろいろあるなか、がん予防という点から、強くおすすめするのが森林浴。緑のなかを歩くだけで、がんに対抗する免疫細胞が活性化することがわかっている。

日本医科大学と森林総合研究所が行ったユニークな共同研究を見てみよう。実験の対象となったのは、大手企業に勤務する男性と、大学病院で働く女性看護師。どちらも、緑の少ない東京都内で暮らしている。

この男女に長野県の緑豊かな地域に3日間滞在してもらい、ブナやスギの森林を縫

う遊歩道を散策してもらった。

散策の前後には血液検査をして、「ＮＫ細胞」の活性具合と細胞数を測定した。ＮＫ細胞とは免疫細胞の一種で、がん細胞を攻撃して破壊する能力を持っている。

森林浴前後の血液を比較すると、歩いたあとにＮＫ細胞の数が明らかに増えていて、活性も高まっていた。しかも、活性効果は森林浴のあと、１週間以上も持続することがわかった。

一方、長野県とは別に、緑の少ない都市部にも小旅行してもらったところ、ＮＫ細胞に変化は見られなかった。

長野県への旅行でＮＫ細胞が刺激されたのは、森林浴がストレス解消になっただけではなく、森の樹木から発散される揮発性物質「フィトンチッド」の働きではないかと考えられている。

日帰りの森林浴をしても、ヒノキのアロマオイルを部屋で使っても、ＮＫ細胞は活性化するという実験もある。休日は緑豊かなところに出かけて、フィトンチッドに包まれながら歩いてみよう。あるいは、自宅でアロマを試すのもいいだろう。

がんにならない人は「ボディスキャン」でストレスを解消する

強いストレスがたまったままになると、免疫力が低下して、さまざまな病気になりやすい。がん予防の点からも、早めのストレス解消が大切だ。

ストレスを上手にコントロールできる人は、近年、世界的に注目されている「マインドフルネス」を実行していることが多い。

マインドフルネスは、ゆっくり呼吸をしながら、いまこの瞬間に意識を集中し、自分の体の感覚、感情などをありのまま見つめるのが基本とされる。上手にできるようになると、ストレスが解消され、自律神経のバランスも良くなって、心身ともに健康な状態を保てるようになる。

マインドフルネスの一種で、自分の体をしっかりチェックする「ボディスキャン」という方法を紹介しよう。

①足を肩幅に開いて立つ。椅子に座って行う場合は、背もたれに寄りかからない。
②軽く目を閉じて、ゆっくり呼吸をする。
③頭の上から光が入ってくるようなイメージを浮かべる。
④体の「スキャン」をはじめる。まずは頭から行い、髪や皮膚に意識を集中し、いまの状態を心で見つめるようにする。
⑤続いて、目、鼻、耳、口まわりと、順番にスキャンしていく。
⑥同じように、首、肩、胸、おなか、背中、お尻、脚と、上から下に向けて入念に見つめていく。

スキャンするなか、違和感や不快な感覚、何だか重たく感じることがあるかもしれない。ボディスキャンの考え方によると、そういったところが不健康なところ。疲れがたまっていると考えて、優しくマッサージやストレッチを行い、疲れやひずみを取り去って健康な状態に戻そう。

まず、朝に行って、自分のいまの体の状態をチェックする。もう1回、外出から帰宅したときに行うと、1日のストレスを解消するのにより効果的だ。

健康をキープする人は、用がなければコンビニには入らない

肥満になるのは避けたい。ひいては、肥満が引き起こすがんにもなりたくないのなら、甘いスイーツや清涼飲料水の食べ過ぎ、飲み過ぎは禁物。そのためには、そういった商品を買わないことが第一だ。

とはいえ、何となく立ち寄ったコンビニで、おいしそうなスイーツに目がとまり、つい手が伸びてしまう場合もあるのではないか。

がんになりにくい人は、そのような衝動買いはしない。いや、衝動的に手が伸びるようなシーンを作らないようにする。誘惑に負けそうな状況に陥らないように、そもそも、用がないときにはコンビニに立ち寄らないのだ。

甘いもの好きならスイーツ店の前を、こってりした麺好きならラーメン店の前を歩くのは避ける、といったことも習慣づけてみたい。

ラーメンを注文したときには、スープはどのくらい残すべきか

ラーメンは麺だけ食べて、スープは残す。これは減塩に効く方法として、よくいわれることのひとつだ。そして、あまり守られない減塩法の代表かもしれない。ラーメンの命はスープだから、残すなんて無理……などと思う人は、高血圧や胃がんへの道を一直線に進んでいる。

日本人の食塩の目標摂取量は、男性が1日7・5gで女性が6・5g。ところが、ラーメン1杯には6gから8gもの食塩が含まれている。スープを飲み干したら、その1杯だけで摂取量をオーバーしそうだ。

スープを半分ほど残すだけで、2～3gの減塩になる。正常な血圧をキープし、将来、胃がんにもなりにくい人は、ごく当たり前に身についている食べ方だ。インスタントやカップのラーメンの塩分含有量も同様。スープを飲み干すのは禁物だ。

元気に暮らせる人は、「がんに効く食品」に偏った食事を取らない

本書ではこれまで、がん予防に効くとされる食品をたくさん紹介してきた。確かな効果があり、ぜひ食卓にあげたいものばかりだ。

とはいえ、毎日、同じようなものを食べるのは考えものだ。いくらがんの予防効果があるといっても、それだけを食べ続けていればがんにならない、というわけではない。逆に、摂取する食べもののバリエーションが減ることによって、得られる栄養が偏ってしまう恐れがある。

また、がん予防効果が高いとされる食品が、自分の好みではないケースもあるだろう。それでも無理に食べていると、食事が楽しくなくなり、気分が下がり気味になるかもしれない。毎日の食事を心から楽しみ、がんにもなりにくい人は、特定の食品に偏った食事はしないものだ。

お笑い番組を観て爆笑。NK細胞が活性化して細胞のがん化を防ぐ

長時間、テレビをだらだら観る人は、だんだん寿命が縮んでいくという研究がある。ただし、見る番組のジャンルによって、健康状態は変わるかもしれない。お笑い番組が大好きで、テレビの前でいつも大笑いしている人は、がんや糖尿病になりにくく、長生きする可能性があるからだ。

笑いと免疫機能などとの関連性を調べたユニークな実験がある。吉本興業の協力のもと、20～62歳の男女19人を対象とし、漫才や喜劇を約3時間楽しんでもらった。その直前と直後に血液検査を行い、がん細胞から体を守る働きのあるNK細胞の働き具合を調べた。

測定の結果、鑑賞前にNK細胞の働きが低めだった人たちは、鑑賞後に全員の働きが高くなった。一方、鑑賞前に働きが適正範囲よりも高かった人たちは、全員の働き

が低くなって、適正の範囲内に落ち着いた。

がんを発症している人たちを対象に、漫才や落語を2か月の間に4回鑑賞した人と、鑑賞しなかった人の血液を比較した研究もある。

実験の結果、漫才や落語などを鑑賞した人は、2か月後にはNK細胞を活性化するたんぱく質の能力が平均1・3倍高まった。加えて、NK細胞そのものも増える傾向が認められた。また、緊張や抑うつ、怒り、疲労などが改善し、気分が変わってやる気が出て、痛みを感じる度合いも低くなった。

こうした研究により、笑いはNK細胞を刺激し、免疫機能を強くする働きがあるのは明らかだ。

笑いで上向くのは、免疫機能ばかりではない。漫才を鑑賞したあとは、血糖値の上昇が大幅に抑えられたという研究もある。副交感神経を刺激し、血圧の上昇を抑えたり、心身をリラックスさせたりする効果があることもわかっている。

とにかく、しかめっ面で暮らすよりも、よく笑いながら過ごすほうが楽しく、がんにもなりにくいのは確かなようだ。

「笑いヨガ」で理由もなく大笑い。スッキリしてストレスを一掃

「ワッハッハー！」とみんなで大笑いしながら行う「笑いヨガ」。このユニークなヨガの教室に通っている人は、がんになりにくいのではないか。

「笑いヨガ」は笑いと深呼吸を組み合わせた健康体操で、1995年にインド人医師によって考案された。いまでは世界100か国以上に普及しているという。

山口県立大学は笑いヨガに注目し、7人の参加者に月1回のペースで全4回、45分のエクササイズに参加してもらった。エクササイズ前後で血液検査などを行ったところ、ストレスを受けたときに分泌されるホルモン、コルチゾールの分泌量が低下したことがわかった。笑いヨガによって、ストレスが解消されたわけだ。

笑いヨガにはNK細胞を活性化する働きもある、とも推察されている。近くに教室やクラブがあるのなら、体験してみてはどうだろう。

疲れた日はニコッと「作り笑い」。楽しいことがあったと脳がだまされる

友人と冗談を言い合ったり、テレビでお笑い番組を観たり、笑える動画をチェックしたり。笑いの健康効果はこういった行動から生まれるが、じつは本心から笑っていなくても、同じような効果を得ることができる。

米国の研究によると、箸を横にして口にくわえ、笑顔のような表情を浮かべてもらったところ、ストレスの度合いが低下した。

別に楽しくなくても、ただ口角をキュッとあげて、笑顔によく似た表情を浮かべる。それだけで、脳は楽しくて笑えるようなことが本当にあったと錯覚し、気分が晴れやかになっていくのだ。

笑いを健康に利用する人の裏技が「作り笑い」。シーンによっては、ちょっと不気味に思われそうなので、誰にも見られていないときに試してみよう。

がんにならない人は、少々イヤなことがあってもくよくよしない

昔からよくいわれている言葉である「病は気から」。これは本当のことで、自分は健康ではないと思っていた場合、病気で死亡する確率が約2倍に跳ね上がるともいわれる。心の持ちようで、免疫力が大きく変わってくるからかもしれない。

がんになりにくい人は、この「病は気から」の意味がよくわかっているものだ。つらいことがあっても、笑顔を忘れないようにする。いやなストレスを感じたら、すぐに解消できるように試みる。

普段からこういった習慣をつけていると、免疫細胞が活性化し、自然治癒力が高まって健康を保ちやすいものだ。

少々のことでくよくよせず、明るく前向きな気持ちを忘れない。「健康も気から」と思って、ポジティブ思考で生きていこう。

part 5

がんにならない人の「調理」の習慣、ぜんぶ集めました。

がんにならないためには、
毎日の食事が大事。
どのように調理すれば、
がんのリスクが下がるのか、
しっかり覚えておこう。

塩焼きは塩を表面に軽く振り、なかまで染み込ませないのが賢い調理法

魚を塩焼きにするとき、塩を振るのは焼く直前か、それとも30分から1時間ほど前か。がんになりにくい人なら、前者のやり方をチョイスする。

塩を振ったらしばらく置き、表面に浮いてきた水分を拭き取ってから焼く。これが塩焼きの調理の基本とされるが、塩分摂取の点から見ればどうだろう。魚の内部まで塩がしっかり染み込むので、より多くの塩分を摂ることになるのは避けられない。

そこで、塩分を控えようとする人は、焼く直前に塩を控えめに振る。こうすれば、実際に使う量は少なくても、魚の表面についた塩を舌がダイレクトに感じるので、味わいに満足できるのだ。

サバやサンマといった青魚と比べて、タイなどの白身魚はより少なめな塩で十分おいしくなることも覚えておこう。

魚は煮つけよりも、焼き魚やホイル蒸しのほうがヘルシー

人気のおかずで、酒にもよく合う魚の煮つけ。油を使わないことから、とてもヘルシーな料理だと思ってはいないだろうか。

カロリーが少ないという意味では、確かに健康的なメニューではある。しかし、塩分という角度から見たら、そうとは言い切れない。血圧が高くない人やがんになりにくい人は、週に何回も煮つけを食べるような習慣はなさそうだ。

煮つけは、意外なほど塩分の多い料理。調理の仕方によっては、1食分に3gほどの塩分が含まれていることもある。これだけで、塩分の1日あたり目標摂取量の40%以上を摂取してしまう。

魚料理なら、意外に塩分が少ないのが塩焼きで、使う塩分量は煮つけの半分程度。ホイル蒸しにして、ポン酢をかけて食べるのも、減塩という意味ではおすすめだ。

がんにならない人は、サバ缶やイワシ缶を常備している

がんを予防したいのなら、肉よりも魚をよく食べたほうがいい。とはいっても、魚は調理するのが面倒と思う人もいそうだ。そういった人は、がんになりにくい人のストック技を参考にしてみよう。サバやイワシの缶詰を常備しておくのだ。

魚から摂取できるヘルシーな油、オメガ3脂肪酸はタイやヒラメといった白身魚よりも、青魚のほうにより多く含まれている。青魚の代表はサバやイワシ、サンマといったいわゆる大衆魚。これらの水煮などの缶詰をストックしておけば、いつでも手軽に魚料理を食べることができる。

厚生労働省によるオメガ3脂肪酸の摂取量は、1日あたり成人男性が2・2g、成人女性が1・6〜2g。水煮サバ缶の可食部100gには、基準値を上回る約2・7gも含まれている。積極的に利用し、いろいろな料理に活かしてみよう。

ムニエルはバターではなく、オリーブオイルや米油で調理するのが正解

カレイやサケなど、主に白身魚の切り身に塩コショウ。小麦粉を薄くまぶして、熱したバターでこんがり焼く。

ムニエルは人気の高いフランス料理で、家庭でもよく作られる。魚料理という点ではヘルシーだが、バターをたっぷり使うのが気になるところだ。

バターには飽和脂肪酸が多く含まれていて、日常的に摂り過ぎたら動脈硬化などのリスクが高くなることはよく知られている。それだけではなく、じつはがんの原因になる可能性も高いのだ。

フランスの約4万4000人を対象にした研究では、飽和脂肪酸を摂取すると、すべてのがんのリスクが44％高まるという結果が出た。なかでも気になるのが乳がんで、リスクが98％も高くなった。また、ほかの研究でも、飽和脂肪酸の摂取が胃がんや乳

がんのリスクを高めるという報告がある。

4万3000人以上の日本人を対象にした研究も興味深い。バターやパーム油、動物性脂肪などに多く含まれる飽和脂肪酸の一種「パルミチン酸」と「ミリスチン酸」を最も多く摂取する人は、最も摂取しない人と比べて、前立腺がんのリスクが約1・5倍に高まるという。

バターで調理すると深いコクが生まれるが、毎日のようにたっぷり使うのは控えたほうがいいだろう。

油の摂取をたった5%、飽和脂肪酸から不飽和脂肪酸に置き換えるだけで、がんのリスクが11%低くなると推定する研究もある。

不飽和脂肪酸が多く含まれ、使い勝手のいい油といえばオリーブオイル。健康をキープしたいと考え、がんにもなりたくないのなら、ムニエルはバターではなくオリーブオイルであっさり焼こう。

オリーブオイルのほかには、米油も不飽和脂肪酸が豊富なので、いろいろな調理におすすめできる。

だしをしっかりきかせて、減塩プラス太りにくい味覚をキープ!

塩分の摂り過ぎは、血圧を上げる最大の原因になるのはもちろん、さまざまながんになるリスクも高めてしまう。とはいえ、ただ塩分を控えめにするだけでは、味が薄くなって何だか物足りない。薄味でも満足度の高い料理に仕上げるには、調理でひと工夫することが大切だ。

減塩料理をおいしくするポイントはいくつかある。まず、コショウや唐辛子、カレー粉といった香辛料をきかせて、味にアクセントをつけること。ユズやレモン、スダチなどの柑橘類のしぼり汁、あるいは酢の酸味を使うのも、薄味をカバーするのに効果が高い調理方法だ。

和風の料理を作る際には、だしをきかせるのを忘れないようにしたい。カツオ節や昆布などでだしをしっかり取ると、舌がうま味を感じて、塩分を控えめにしても満足できる料理になる。

だしのきいた料理を日常的に食べると、ダイエット効果も期待できる。甘くて脂っこい料理を食べたい、という気持ちが薄れるからだ。がんになりにくい人は、とくに意識しなくても、普段から実行していることだろう。

このメカニズムは「ドーパミン」と関係している。ドーパミンは脳のなかで働いて、快楽や高揚感、やる気、生きる意欲などを湧き起こす神経伝達物質だ。何かを達成したとき、楽しいときなどのほかに、甘いものやこってりした料理を食べても分泌される。食べたら太るとわかっていても、つい手が出てしまうのは、無意識のうちにこのドーパミンを働かせたいからだ。

そこで、だしのきいた料理の出番。じつは昆布だしに含まれているグルタミン酸は、脳内でドーパミンと同じように働く。甘くて脂っこくない料理でなくても、昆布だしがきいていれば、十分満足することが期待できるのだ。

味を感じる味蕾は約2週間で生まれ変わる。だしがきいた料理を毎日食べていると、「太る人の味覚」から「やせる人の味覚」に短期間でリセットすることも可能だ。

がん予防の理想的な食事、「1975年の日本食」とはどんなもの?

日本は食料が不足していた戦中・戦後すぐから、飽食の時代といわれる現代まで、食生活の内容が随分変化してきた。では、いまから半世紀前、日本人はどんな食事を取っていたのか。

50代後半以降の人なら、何となく思い出せるかもしれない。しかし、それよりも若い世代の人にとっては、「もっと和食寄りだった?」「ハンバーガーなんかはないかも?」といった程度の感想しか浮かばないのではないか。

じつは、昭和以降の日本人の歩みのなかで、最もがんになりにくく、長生きしそうな食事を取っていたのは、半世紀前の「1975年」ごろだという研究がある。

実験では1960年、1975年、1990年、2005年の平均的な食事を再現した。1960年はごはんの量が多く、おかずは魚料理が中心で、塩分はかなり多めの食事。高度経済成長後、食の多様化が進んだ１９７５年の食事は、伝統的な和食に洋食メニューを取り入れたものにした。

１９９０年はカロリーが高めで、丼物やラーメンなども多く交えたメニュー。２００５年の食事はファストフードやコンビニで買えるようなものを中心とし、ごはんは少なく動物性たんぱく質を多くした。

これらの食事をマウスに与えたところ、最も健康で長生きしたのが１９７５年の食事だった。一方、最も早くから健康を損ね、寿命が短かったのは２００５年の食事という結果になった。

現代の日本食が世界的にもヘルシーとはいっても、こってりしたファストフードやコンビニの加工食品に偏っていると、健康をキープするのは難しいようだ。

理想的とされた１９７５年の食事は、①食材が豊富、②汁物を食べる、②調理は煮たり蒸したりが中心、④塩や砂糖よりもうま味成分で味つけ、⑤大豆発酵食品、魚、海藻をよく食べ、乳製品、肉、卵は少なめ、といった特徴がある。ごく普通のことばかりなので、日常の食事で取り入れてみよう。

食事の支度中に唱えると、がんにならない。「まごはやさしい」という呪文

がんになりにくい人は、食事を作る際、「まごは（わ）やさしい」という合言葉を唱えているかもしれない。

これは、いろいろな食材の頭文字をつなげた言葉。バランスの良い食生活を送るために、語呂合わせで覚えやすく並べたものだ。それぞれの頭文字が何を表しているのかわかるだろうか。

「ま」…大豆やエダマメ、ソラマメ、インゲン豆といった「豆類」。植物性たんぱく質やミネラルをたっぷり摂れる。なかでも大豆は重要な食品で、豆腐や納豆などの発酵食品も積極的に食べるようにしたい。

「ご」…ゴマをはじめとするナッツ類。抗酸化作用の高い不飽和脂肪酸やビタミンEが豊富に含まれている。

「は（わ）」…ワカメに代表される海藻類で、ミネラルや食物繊維の宝庫。すこぶる低カロリーなのもうれしい食材だ。

「や」…ビタミン類や食物繊維たっぷりの野菜。色の濃い緑黄色野菜、薄い色の単色野菜を交えて食べるのが健康の基本だ。

「さ」…もちろん、これは魚のこと。良質な動物性たんぱく質に加えて、体にいい不飽和脂肪酸のＤＨＡやＥＰＡも摂取できる。

「し」…シイタケなどのキノコ類。ほかにマイタケ、シメジ、エノキなどもみな、食物繊維が多くて低カロリーなのが特徴だ。

「い」…イモ類。炭水化物が多い一方で、食物繊維も豊富。あまり知られていないようだが、ジャガイモやサツマイモにはミカンと同等のビタミンＣも含まれている。

これらの食品を意識して料理に取り入れるようにしたら、それだけで健康的な食生活がおくれる。

これからは食事の支度をするとき、「まごはやさしい」とつぶやきながら、献立を考えてはどうだろう。

無機ヒ素の多い「ヒジキ」は、水でよく洗ってから調理する

鉄分やミネラル豊富なヒジキ。がんになりにくい人は、乾燥ヒジキをたっぷりの水で戻し、しっかり水洗いして煮物にしている。

じつは2004年、イギリスの食品規格庁は、ヒジキには発がんリスクのある無機ヒ素が多く含まれているので食べないように、と国民に勧告した。無機ヒ素は短期間に大量摂取すると、発熱や下痢などの症状が現れ、長期的に摂取した場合はがんのリスクがある。そして、ヒジキに無機ヒ素が多く含まれているのは確かだ。

とはいえ、乾燥ヒジキを水で戻す際に55〜95％のヒ素が流れ出ていくので、とくに問題はないといえる。水で完全に戻したあと、さらに水洗いするひと手間を加えれば、ヒ素は一層取り除かれる。このようにして適量を食べれば、ヒ素のことを気にする必要はなさそうだ。

秋田県で胃がんが多く、九州では少ない。理由はあの伝統的な食べものにあった

しっかり発酵させた漬物は、乳酸菌の宝庫。腸内にいる善玉菌を活性化させて、腸内環境を整えてくれる。

しかし、漬物は塩分が多いのが玉にキズ。高血圧になりにくく、がんも発症しにくい人は、決して食べ過ぎることはない。

漬物をよく食べるのは、冬に雪が多く降って野菜不足になりがちなところ。こうした地域では、高血圧の人がよく見られ、脳卒中の死亡率が高くなっている。これは明らかに、塩分を必要以上に多く摂取しているのが原因だ。

塩分を多く摂ると、高血圧につながるだけではなく、がんも発症しやすくなってしまう。

なかでも、塩分の摂り過ぎがリスクを高めるのは胃がんだ。過剰摂取の大きな原因

になるのは漬物。秋田や山形などの東北地方、それに豪雪地帯である新潟県など、漬物の摂取量が多い地域は、胃がんによる死亡率が軒並み高くなっている。

一方、漬物をあまり食べないのは九州や沖縄など、冬でも野菜不足になりにくい南国の人々。これらの地域では塩分摂取量が少なめで、東北地方などと比べて、胃がんの発症率が低いことがわかっている。

なぜ、塩分を摂り過ぎると胃がんになりやすいのか。それは塩分が多く含まれている食べものが胃のなかに入ると、胃の内部の表面を覆っている粘膜が正常に働かなくなるからだ。

pH1～2という強酸性の胃酸から、胃をしっかり保護するのが粘膜の役目。ガード機能が低下したら、胃が胃酸の攻撃を跳ね返せなくなる。胃のなかにピロリ菌がいた場合、弱ったところに炎症を起こしやすくなり、その胃炎が慢性化して胃がんにつながってしまうのだ。

塩分の摂り過ぎは禁物。漬物を毎日食べても問題はないが、ほどほどの量に抑えることが大切だ。

塩辛、魚卵、塩漬けの魚…塩辛いものはあまり食べない

漬物は控えめにしているが、ほかの塩辛い食品は気にしないでもりもり食べる。もちろん、胃がんになりにくい人は、こういった食生活はおくらない。

国立がん研究センターが約4万人を対象に行った大規模調査の結果を知ると、塩辛いものはもう食べたくない、と思うのではないか。塩分の多い食品をよく食べている人は、胃がんの発症率が明らかに高かったのだ。

この調査で指摘された塩辛い食べものとは、漬物のほかに塩辛やタラコ、練りウニ、塩鮭やメザシといった塩気の多い魚の加工品。これらは長期保存できるメリットがある一方、塩分摂り過ぎになるというデメリットがある。

完全に遠ざける必要はないものの、胃がんや高血圧のリスクを考えれば、毎日のように食卓に出すのはやめておこう。

がんにならない人が毎日食べる、色の濃い5種類の野菜とは？

ごはんの白と肉料理の茶色だけが目立って、何とも地味な色合い。色とりどりの皿がいくつも載せられて、とてもカラフル。がんになりにくい人の食卓がどちらかといえば、考えるまでもない。

食卓が色鮮やかになるのは、いろいろな野菜料理が並ぶからだ。野菜をよく食べる人は、胃がんをはじめとするがんになりにくい。ほかの生活習慣病の予防にもつながるので、厚生労働省は1日に野菜を350g以上食べようと呼びかけている。

とはいえ、2022年の「国民健康・栄養調査」によると、成人の1日の野菜摂取量は270gしかない。どうすれば、野菜をたくさん食べることができるのか。

大きなポイントが、カラフルな食卓。家で取る朝食や夕食はもちろん、昼休みに食べる弁当や外食も、白いごはんと茶色の肉料理だけで済まさないのが肝心だ。

食卓を彩る色は「赤」「オレンジ」「黄色」「緑」「紫」の5色。これらのグループには、次のような野菜が含まれている。

「赤」…トマトやイチゴなどの鮮やかな赤色をした野菜や果物。抗酸化作用の高いカロテノイドやアントシアニンなどが豊富に含まれている。

「オレンジ」…野菜では抗酸化作用の高いβ-カロテンの宝庫であるニンジン、果物ならβ-クリプトキサンチンの効果が注目されているミカンなど。

「黄色」…ショウガやウコン、レモン、パイナップルなど。これらの黄色い野菜や果物を食べると、消化が良くなって健康を保ちやすい。

「緑色」…がん予防効果が明らかになっているアブラナ科の野菜や、β-カロテンが豊富なホウレン草などの緑色の濃い野菜。

「紫色」…強力な抗酸化作用を持つ色素、アントシアニンたっぷりのナスやブルーベリー、ブドウなど。

まずは食卓をカラフルにすることを考えれば、こうした野菜や果物を無理なくたくさん食べられる。目にもうれしいので、食欲も湧くはずだ。

がんにならない人が「リンゴ」を皮ごと食べるのにはわけがある

リンゴを皮ごとガブッといくか、ちゃんと皮をむいてから食べるか。このちょっとした習慣の違いによって、がんになるリスクが変わる可能性がある。

果物にはビタミン類に加えて、微量でも有効なポリフェノール類がたっぷり含まれている。リンゴもそのひとつで、「フロレチン」という強力な抗酸化作用を持つポリフェノールの働きが期待できる。

リンゴががん予防に効果的だという研究は多い。たとえば、よく食べている人は肺がんを発症しにくくなると報告されている。肺がん以外でも、直腸がんなどの消化器系のがんや乳がんのリスクを下げることがわかっている。

こうした作用はフロレチンによるもので、複数の研究によると、がん細胞の増殖を抑えて自ら死滅する方向に導き、さらに転移もしにくくするという。

フロレチンには、ブドウ糖を細胞内まで運ぶ特殊なたんぱく質の機能を抑える作用がある。この働きから、がん細胞にブドウ糖がいきわたらなくなり、エネルギー不足で増殖できなくなるのではないか、と考えられている。

フロレチンがより多く存在するのは皮の部分。このため、リンゴは皮をむかないで、そのまま食べるほうがいい。リンゴのほかには、ナシにもフロレチンが含まれている。また、シークヮーサーによく似た柑橘類の一種、四季橘《しききつ》（カラマンシー、沖縄では四季柑）にも豊富だ。

リンゴをよく食べると、がんだけではなく、糖尿病や心臓病などのほかの生活習慣病も予防できる。1日にリンゴを半分ほど食べるだけで、そういった効果が得られるというから、毎日の食習慣に取り入れたいものだ。

リンゴジュースを飲む場合、おすすめなのは濁っている「混濁果汁」。透き通った「清澄果汁」とは違って、食物繊維がそのまま入っていることから、飲むとＬＤＬコレステロールの数値が低下する。一方、清澄果汁のジュースを飲むと、ＬＤＬコレステロール値は上昇してしまう。

がんにならない人は、1日に野菜料理を小鉢で5品食べる

1日に350g以上の野菜を食べるのが目標とはいっても、調理する前にいちいち重さを計るわけにはいかない。だいたいの目安を設定しておきたいものだ。

こう思う人は、毎日、目標をクリアできている人のアイデアに学ぼう。1種類の野菜をたくさん食卓に並べるのではなく、いろいろな野菜料理を小鉢でたくさん食べるようにするのだ。

味噌汁やスープもそれぞれ1品として数え、1日で合計5品食べれば、だいたいの目安として350g前後の野菜を摂取できると考えよう。

おひたしや煮びたしなどを1回で多めに作り置きすれば、それほど手間もかからない。いや、やっぱり大変だと思うのなら、スーパーで惣菜を買って小鉢に盛りつければいい。負担のないように工夫して、この1日5品を目標にしてみよう。

大腸がんになりにくい人は、食物繊維の多い食べものを欠かさない

忙しいから朝食は抜きで、ランチは手早くラーメン、夜はハンバーガーやフライドチキンをビールで流し込む。こういった野菜がひどく足りない生活をおくっていると、大腸がんのリスクがしだいに高まっていく。

野菜を食べない人が大腸がんになりやすいのは、食物繊維が不足するのが大きな原因だと見られている。ある欧米の研究によると、食物繊維の摂取量が増えると、大腸がんのリスクは最大で25％も低下した。

コンビニ弁当やジャンクフードに頼っていると、野菜不足からビタミン類やポリフェノール類などに加えて、食物繊維も足りなくなってしまう。

手軽に食事を済ませたい場合も、サラダや煮物を1品追加するなど、積極的に野菜料理を食べることが大切だ。

part

6

がんにならない人の「からだケア」の習慣、ぜんぶ集めました。

胃がん予防に必須の対策や、受けておくべき検査、お酒の上手な飲み方など、がんになりたくないのなら、体のケアを学んでおこう。

がんにならない人は歯がきれい。歯磨きに加えて定期的に歯科検診も

がんになりにくい人は、口のなかが健康で口臭もない。近年、こういった研究報告が次々と発表されている。

がんと深い関連があるのは、虫歯ではなく歯周病。細菌に感染して発症し、進行すると歯ぐきや歯を支える骨などが溶けていく病気だ。日々の習慣がリスクを高めることから、生活習慣病のひとつと考えられている。

歯周病が悪化すると、細菌が血液中に入って全身をめぐり、動脈硬化を促して、心臓病や脳梗塞などの発症につながることもある。

がんとの関連性を調べた研究によると、歯周病のある人はない人と比べて、すべてのがんになるリスクがアップ。その割合は研究によって異なるが、「14～20％」「33％」「24％」といった相当な高まり具合だ。

なかでも、リスクが際立って高くなるのは口腔がん。歯周病になると、3・2倍もリスクが高まるという研究がある。歯周病が悪化すればするほど発症しやすく、抜けた歯が多いほどリスクが上昇することもわかっている。

すい臓がんも、歯周病と関連性の強いがんだ。歯周病の人は発症するリスクが74％高くなり、死亡率は2・3倍にも高くなるという。また、肺がんとのかかわりも強く、24％もリスクが高まってしまう。

歯周病が進行すると、失われてしまった歯ぐきなどの組織は回復しない。しかし、細菌を退治して炎症を防ぐことはできる。早い段階での発見、治療が何よりも大切だ。では、早期発見するためのポイントを覚えておこう。

○朝起きたときに口がネバネバする。○歯を磨くと出血する。○口臭がある。○固いものが噛みにくい。○歯ぐきが腫れている。○歯と歯の間にすき間ができた。○歯が長くなったように思える。○歯がグラグラする。

以上の異変に気づいたら、歯科医院を受診しよう。そうでなくても、半年に1回は歯科検診を受けることが大切だ。

胃がんになりにくい人は、ピロリ菌の除菌をしている

強い酸性の胃のなかでは、基本的に細菌は生きられない。しかし、「ピロリ菌（ヘリコバクター・ピロリ）」は例外のひとつだ。自ら強アルカリ性のアンモニアを作り出して、胃酸を中和し、厳しい環境のもとでも生きられる。

ピロリ菌は異物なので、胃のなかで免疫細胞との攻防戦が繰り広げられる。その結果、慢性胃炎となり、胃がんを引き起こす可能性が高まっていく。

胃がんにならないためには、このピロリ菌を除菌することが大切だ。若い人には少ないものの、50代以上なら8割を超える人が感染している。血液や呼気の検査などで感染しているかどうかがわかるので、ぜひ受けるようにしよう。

除菌薬を1週間飲み続ければ、85％ほどの確率で除菌できる。胃のなかにピロリ菌がいなくなれば、胃がんのリスクは30～50％ほど下がるとされている。

肺がんが心配な人が、レントゲンではなく、胸部CT検査を受けるワケ

年1回、成人病検診でレントゲン検査（胸部エックス線検査）をしているから、もし肺がんになってもすぐに見つけられる。こう思っている人は、この検査では初期の肺がんを発見しにくいことを知らないのだろう。

レントゲン検査はもともと、結核の早期発見のために普及した検査方法。平面の写真で病変がないか探るため、気管支などと重なっている小さながんは見つけられないケースがある。

そこで、肺がんを早期発見したい人は、胸部CT検査を受ける。臓器を輪切りにして立体的に見るので、レントゲン検査では見逃すような小さながんでも発見しやすい。長年タバコを吸っている人や、家族にヘビースモーカーがいる人は、ぜひこの胸部CT検査を受けることをおすすめする。

一度でもポリープが見つかった人は、数年ごとに大腸内視鏡検査を受ける

便の表面をこすり取り、採便容器に入れて提出する「便潜血検査」。このおなじみの検査で陽性になっても、「多分、痔だろう」「肛門から内視鏡を入れるなんて」「検査に時間がかかり過ぎる」といった思い込みや言い訳から、精密検査の「大腸内視鏡検査」に進まない人が非常に多いようだ。

これでは数年後、進行した大腸がんが見つかって、ひどく後悔することになりかねない。陽性の人が検査を受けて、大腸がんが発見される割合は2～4％。将来がん化するかもしれない大腸ポリープは約30％の人に見つかっている。

また、便潜血検査はあくまでも簡易的な検査で、進行しているがんの約10％、早期がんなら半数ほどを見逃してしまう。大腸がんで死なない人は、40代になったら、自らすすんで大腸内視鏡検査を受けているものだ。

糖尿病の人は年1回、腹部超音波検査ですい臓がんを調べる

毎年、成人病検診を受けていても、がんの予防策としては心もとない。すべてのがんを早期発見できるわけではないからだ。そこで、健康意識の高い人はオプションの検査をつける。「エコー検査」ともいわれる「腹部超音波検査」を追加し、肝臓がんやすい臓がん、腎臓がんなど、腹部の臓器に発生するがんをチェックするのだ。

腹部超音波検査は、おなかにゼリーを塗って、そこに専用の超音波発信器を当てて行う。ほかの検査では見つけにくい、腹部の悪いところを探ることができる。自分の受ける成人病検診に組み込まれていない場合、ぜひ追加して受けるようにしよう。

検査は簡単で、痛みなどのストレスもない。放射線を被ばくしない検査だから、気楽に受けられるのもメリットだ。とくに糖尿病の人はすい臓がんになりやすいので、1年に1回、必ず受けるようにしよう。

健康な女性は2年に1回、子宮頸がん検診を受けている

女性だけのがんで、年間約1万人が発症する子宮頸がん。主に性交渉によって「HPV（ヒトパピローマウイルス）」というウイルスに感染して起こる。原因は特定されているが、どのようなメカニズムでがんになるのか、はっきりとはわかっていない。一度でも性交渉があれば50〜80％の確率で感染し、主に20代後半から発症しはじめる。かつては高齢になるにつれて多くなったが、近年は30〜40代にも増えてきた。こうした傾向から、20代から定期的に子宮頸がん検診を受けるようにしたいものだ。

また、子どもにはHPVワクチンを接種させるようにしたい。性交渉を経験する前に受ける必要があり、小学6年生から高校1年生相当までの女の子が定期接種を受けられる。なお、HPVワクチンについては、国が積極的な勧奨を控えていた時期もあったが、2022年4月から再び積極的に勧奨するようになっている。

肝臓がんになりにくい人は、肝炎ウイルスの検査を受けている

肝臓の病気の原因といえば、真っ先に飲酒を思い浮かべるのではないか。確かに、お酒をよく飲むほど肝臓がんのリスクは高まっていく。

しかし、最大の原因はアルコールではない。肝臓がんの約９割は、Ｂ型・Ｃ型肝炎ウイルスによって引き起こされる。

肝炎ウイルスの患者・感染者は日本に３００万人以上もいると推定されている。厄介なことに、感染して慢性肝炎になっていても、自覚症状がないケースが多い。そこで、とても重要なのが肝炎ウイルス検査を受けることだ。検査の結果、感染がわかったら、専門医を受診して対処する。

自分が肝臓がんにはなりにくいと安心している人は、この検査を受けていることだろう。検査は一度でＯＫで、多くの場合、定期的に受ける必要はない。

下痢しやすいのは潰瘍性大腸炎かも？大腸がん予防のために早く治療しておく

安倍晋三元首相が患っていたことで知られる潰瘍性大腸炎。大腸に慢性の炎症が起こり、腹痛や下痢、血便などの症状が現れる原因不明の病気だ。

この潰瘍性大腸炎を発症すると、10年後に1・6％、20年後に8・3％、30年後には18・4％と、年数がたつほど大腸がんのリスクが高まることがわかっている。大腸に慢性の炎症が起こって、傷んだ細胞を繰り返し再生するなか、遺伝子に突然変異が発生し、がん細胞の誕生につながってしまうのだ。

潰瘍性大腸炎は、厚生労働省が定める「指定難病」のひとつ。とはいえ、近年、治療法が格段に進歩して、大腸の炎症を抑えることが可能になってきた。慢性の炎症を治療できれば、大腸がんになるリスクも下げられる。原因不明の下痢や腹痛が続いている場合、胃腸内科や消化器内科を早めに受診しよう。

がんはあまり遺伝しないが、親が大腸がんや乳がんなら検診を欠かさない

がんは遺伝する病気だと、かつては広く信じられていたようだ。しかし、ほとんどの場合、原因は遺伝ではない。

がんと遺伝に関連して、北欧で約4万5000組の双生児を調べたところ、同じ種類のがんを発症した例は非常に少なかった。遺伝よりも喫煙や食事、運動、飲酒といった生活習慣のほうが、ずっとがんになるリスクを高める。加えて、肝臓がんや胃がんなどの一部のがんは、ウイルスや細菌感染ががんを引き起こす。

ただし、なかには例外があり、乳がんの5〜10％、大腸がんの5％程度は遺伝性のがんだとされている。この知識があり、これらのがんを発症した親族がいる人は、すすんで乳がん検診や大腸内視鏡検査を受けているものだ。親族にがんになった人がいるかどうか、一度、しっかり確認しておいたほうがいいだろう。

酒好きでもがんになりにくい人は、飲む量をコントロールしている

ときどきお酒を飲む男性と比べて、1日に日本酒で2～3合飲む男性はがん発生率が約1・4倍、3合以上飲めば1・6倍高まるという研究がある。

お酒好きにとっては残念なことだが、飲酒を習慣にすると、さまざまながんのリスクが高まるのは明らかだ。

そこで、お酒が好きでも健康をキープできる人は、飲む量をほどほどに抑えている。参考になるのは、厚生労働省が推進する「健康日本21」運動で提唱されている「節度ある適度な飲酒」だ。

アルコール摂取量は1日約20g程度で、缶ビール（500㎖）1本、日本酒1合、ウイスキーはダブル1杯、焼酎（25度）グラス1／2杯、ワインはグラス2杯弱が目安。強い酒は飲まない、食事をしながら飲む、といったことが大切だ。

お酒を飲む量も「1日単位」ではなく、「1週間単位」で考える

飲みに出かけたら、はしご酒は当たり前。2合、3合、それ以上も飲んでしまう。しかし、それでも飲酒によるがんのリスクを抑えられている人がいる。いったい、どのような酒との接し方をしているのだろうか。

ときに深酒をしても、体にダメージがそれほどたまらないのは、「1日単位」ではなく、「1週間単位」で考える人だ。

つまり、「1日に日本酒を1合」ではなく、「1週間に7合」という計算をする。週のはじめに3合飲んだのなら、続く2日を休肝日にすればいい。このように調整しながら飲むと、長い目で見て飲み過ぎは抑えられる。

1週間で帳尻を合わせれば、それでまあ良しという考え方。休肝日をつくることに慣れたら、それほど難しくはないだろう。

飲むと顔が赤くなるタイプは、食道がんになりやすいので控えめに飲む

お酒を飲むとすぐに顔が赤くなる人が、「いやあ、酔っぱらったわけじゃないから」などと言って飲み続ける。いつもこうした飲み方をしているのなら大変だ。食道がんのリスクがどんどん高まっていく。

顔が赤くなるのは、アルコールが分解されてできる発がん性物質「アセトアルデヒド」のしわざ。アセトアルデヒドは特殊な酵素によって分解されるが、顔が赤くなる人は、その酵素をあまり持っていない。このため、アセトアルデヒドの血管拡張作用を強く受けて、顔の毛細血管が広がって赤く見えてしまうのだ。こうしたタイプの人は、アセトアルデヒドが長く体内に残り、食道がんになりやすいとされている。

飲むと顔が赤くなると自覚しているのなら、少しの量でとどめておくのが賢明だ。お酒をつがれても、赤くなったほっぺたを強調し、「もう酔ったから」と断ろう。

発がん性物質が約60種も！がんにならない人はタバコを吸わない

「がんにならない人の習慣」のなかでも、最も効果が高いと思われるのが、「タバコを吸わない」ということだ。

これまでにも、タバコのもたらす害については何度か触れてきたが、改めてくわしく紹介しよう。

２００５年に日本人男性が発症したがんのなかで、発生要因の30％をタバコが占めたという研究がある。吸うか、吸わないか。たったそれだけで、その先の道がすさまじく大きく分かれていくのだ。

タバコには４０００種類以上の化学物質が含まれていて、そのなかには発がん性物質が約60種類もある。

体に悪いことでよく知られているのはニコチン、タール、一酸化炭素。これらのほかにも、毒薬としても使われてきたヒ素、「イタイイタイ病」の原因にもなったカドミウム、さらにホルムアルデヒド、メタノール、トルエンなど、名だたる有毒・有害物質がずらりと並ぶ。

喫煙で最も発症しやすくなるのは肺がんだが、タバコが原因となるがんはまだまだある。煙が直撃する口や鼻、のどのがんはもちろん、胃がんやすい臓がん、大腸がんなどの消化器系のがん、さらに子宮頸がん、膀胱がん、腎盂《じんう》がん、骨髄性白血病ほか、ほとんどの部位のがんの原因になる。

タバコを吸う人が肺がんになるリスクは、吸わない人の約5倍もある。何らかのがんになるリスクも、約1・5倍に高まってしまう。

喫煙年月が長いほど、吸う本数が多いほど、がんになる危険性はどんどん大きくなる。若いときからタバコを吸っている人は、〈1日の喫煙本数×喫煙年数〉を計算してみよう。「600」を超えている場合は、肺がんのハイリスク群と認定される。いますぐにでも禁煙することが大切だ。禁煙して1年から9年たつと、肺がんのリスクは下がっていく。まだ、間に合うはずだ。

part 7

絶対NG!「がんになりやすい人」の習慣、ぜんぶ集めました。

これから紹介する習慣は
決して真似してはいけない。
がんになるリスクが
どんどん高まるばかりで、
絶対、絶対NGだ!

愛煙家の夫を持つ妻は悲惨。肺がんリスクが34％も高くなる！

自分がタバコを吸わなくても、家族に愛煙家がいる場合、とても残念なことになる。がんになるリスクがぐっと高まってしまうのだ。

国立がん研究センターが定めた「がんを防ぐための新12か条」の1項目は「たばこは吸わない」。それに続く2項目には、「他人のたばこの煙をできるだけ避ける」が掲げられている。タバコを吸うと、まわりにもひどい迷惑をかけてしまう。

タバコを吸わない約3万人の日本人女性を調べた研究によると、夫がタバコを吸う場合、妻は吸わなくても肺がんのリスクが34％も高くなった。

とくに代表的な肺がんである肺腺がんのリスクが高く、夫が1日に20本未満のタバコを吸う場合、妻が肺腺がんになるリスクは1・7倍で、20本以上吸えばリスクは2・2倍に高まった。夫がヘビースモーカーなら、妻の危険は一層高まるわけだ。

喫煙者がタバコの根元から吸い込む煙を「主流煙」といい、火のついた先から直接立ちのぼる煙を「副流煙」と呼ぶ。タバコを吸わなくてもがんのリスクが高くなるのは、「副流煙」を吸わされる受動喫煙が原因だ。

多くの場合、タバコにはフィルターがついていて、煙に含まれる有害物質の一部は取り除かれる。主流煙はこのフィルターを通した煙で、副流煙はフィルターを通さない。どちらがより危険なのか明らかだろう。

たとえ本人がタバコを毛嫌いしていても、近くに喫煙者がいれば、副流煙を受動喫煙することは避けられず、がんのリスクが高まっていく。

副流煙にさらされるのは、家のなかだけではない。禁煙ルールのない職場で働き、受動喫煙を強いられている女性は、肺がんのリスクが32％高くなるという報告がある。夫がタバコを吸い、職場でも副流煙から逃げられない場合、リスクは約2倍にも跳ね上がる。また受動喫煙によって、乳がんのリスクが高まるという研究もある。

喫煙者本人ががんになるのはある意味、自業自得といえる。しかし、まわりを巻き込んではいけない。大事な人のためにも、禁煙をするべきだ。

タバコを吸いつつ熱々の激辛料理でお酒を飲む。これでは食道の負担が大き過ぎ！

仲間と楽しい飲み会。みな喫煙者で、ぷかぷかと盛大に煙を立ちのぼらせながらお酒を飲む。つまみは熱々の激辛メニュー。舌やのどを傷めながら料理をぱくつき、そのダメージを癒そうとお酒を流し込む。こういった飲み会が大好きなら、食道がん発症への道を一直線に進んでいくことになる。

タバコはがんのリスクを高める最大のファクターだ。酒もやはりがんの原因で、しかも仲間との宴席ではつい飲み過ぎてしまいがち。熱々の料理や飲みものもリスクが高く、のどがやけどをして食道ががんになりやすくなる。激辛料理もヘルシーとはいえず、のどの粘膜を刺激して傷つけ、がん細胞ができやすい状況をつくり出す。

タバコ、お酒、熱々、激辛と、がんのリスクが4拍子。ダメージが積み重なるにつれて、がん細胞の誕生に近づいていくことだろう。

食事で「超加工食品」の割合が10％増すごとに、がんのリスクが12％アップする！

ラーメンが好物で、毎日のようにカップ麺を食べる。手軽な冷凍食品も大好きで、温めるだけの冷凍ハンバーグやミートボールは食卓の定番だ。

朝は時間がないので、前日に買った菓子パンを食べてから出勤。昼食はいつもコンビニで買うお弁当。帰宅が遅いときには、レトルト食品でさっさと食事する。休みの日はテレビを見ながら、スナック菓子をポリポリ。甘くておいしい清涼飲料水も手放せない。

もちろん、こうした生活は健康的ではない。とはいえ、ちょっと体に悪いかもしれない……という程度に思っている人もいるのではないか。その考えは誤りで、待ち受けている未来はもっと深刻だ。

カップ麺や一部の冷凍食品、菓子パン、多くのコンビニ弁当やレトルト食品、スナック菓子、清涼飲料水。これらは「超加工食品」というカテゴリーに分類される。

超加工食品とは、味や見た目、食感などを良くするため、たくさんの食品添加物を使っている加工食品のことだ。長く日持ちするように、保存料もたっぷり加えられている。家庭では絶対に使われないタイプの油や甘味成分なども、多くの超加工食品に欠かせない。

近年、超加工食品を日常的に食べていると、健康を損ねる可能性があるとわかってきた。心臓病をはじめとする生活習慣病の原因となり、カロリーが高いことから肥満にもつながる。さらに、がんとも無関係ではない。

フランスで約10万人を対象に行われた研究によって、食事のなかで超加工食品の占める割合が10%増えるごとに、すべてのがんのリスクが12%、乳がんのリスクが11%高まることがわかった。

とはいえ、超加工食品は現代人の食生活に深く入り込んでいる。ヘルシーじゃないからと、完全に切り捨てるのは不可能だろう。それでも、できるだけ口にする回数を減らして、肉や魚、野菜そのものを調理して食べることをおすすめする。

β-カロテンのサプリメントに頼ると、がんのリスクが高まることも!

体に害を及ぼし、細胞のがん化も進める活性酸素。その働きを抑える抗酸化作用の強い物質として、緑黄色野菜などに含まれるβ-カロテンがよく知られている。

高い健康効果から、β-カロテンはサプリメントでも人気が高い。しかし、場合によっては、想像とは逆の結果を招く可能性もあるので注意が必要だ。

β-カロテンの働きに注目し、フィンランドで1994年に行われた大規模な栄養に関する調査を紹介しよう。

肺がんのリスクの高い喫煙者約3万人を4つのグループに分けて、それぞれに「β-カロテン」「ビタミンE」「β-カロテンとビタミンE」「プラセボ(何の効能もない偽薬)」を与えて、どういう結果になるのか追跡調査した。

研究者たちは当然、β-カロテンやビタミンEを与えられた人たちのほうが健康になると信じていた。しかし、結果は想像とはまったく違うものになった。

β-カロテンなどを摂取したグループは、プラセボを与えられたグループと比べて、肺がんを発症した人が18%も多くなったのだ。そのうえ、心臓病もより発症し、肺がんと合わせた死者の数も上回った。あまりにも衝撃的な内容で、この研究報告は「フィンランドショック」と呼ばれて、世界的に大きな話題となった。

米国でも、肺がんのリスクの高い人にβ-カロテンを与えたところ、発症率が28%も高くなったという研究がある。

野菜が健康をキープするのに欠かせない食品であるのは間違いない。β-カロテンに高い抗酸化作用があるのも確かめられている。しかし、β-カロテンを単体で多くの量を摂取し続けると、逆に健康を損ねる危険性があるわけだ。

食品の栄養成分が人間の体にどう影響するのか、実際にはわからないことだらけ。微量な成分が複合的に作用するのかもしれないが、まだ解明されていない。

野菜不足になったとき、サプリメントで少し補充する程度なら問題ないだろう。しかし、単一成分を大量に摂取し続けるのは、慎重になったほうが良さそうだ。

清涼飲料水の甘味が腸内環境を破壊！がん細胞に変化しやすい環境に…

のどが乾いたら、清涼飲料水を買ってゴクゴク。あるいはペットボトルを手放さないで、仕事中やテレビを見るときに飲み続ける。こういった習慣があると、肥満や内臓脂肪の増加、糖尿病などにつながり、がんを発症する可能性が高まっていく。

フランスで10万人以上を対象に行われた研究によると、砂糖の入った飲みものを1日100㎖多く飲むと、すべてのがんのリスクが18％、乳がんについては22％も高まった。ほかにも、1日2本以上飲む人は、1本以下の人と比べて、がんによる死亡率が16％高くなるなど、砂糖入り飲料のリスクの高さを示す研究は多い。

砂糖の代わりに使われる甘い成分にも要注意。飲みものや加工品によく使われるブドウ糖果糖液糖や、「アスパムテール」「アセスルファムK」などの人工甘味料は発がん性が危惧されている。毎日、大量に摂取するのは考えものだ。

主な参考図書

- 『がんを防ぐライフスタイル』（中泉明彦／第三文明社）
- 『がんにならないシンプルな習慣』（佐藤典宏／青春出版社）
- 『がん予防の教科書』（浅香正博／潮出版社）
- 『先生！本当に正しい「がん」の知識を教えてください！』（明星智洋・松本逸作／すばる舎）
- 『内臓脂肪を減らす食べ方』（工藤孝文／日本実業出版社）
- 『10万人がやせた今日からできる神やせ習慣』（工藤孝文／主婦と生活社）
- 『医師が教える〝デブ腸〟を〝やせ腸〟に変える50の法則』（工藤孝文／学研プラス）
- 『がんにならない食事法』（石黒成治／KADOKAWA）
- 『筋肉ががんを防ぐ。』（石黒成治／KADOKAWA）
- 『がんにも勝てる長生き常備菜』（佐藤典宏／主婦と生活社）
- 『NHKきょうの健康「がん」にならないための5つの習慣』（NHK出版）
- 『文春クリニック　がん「予防」と「早期発見」の最前線』（文藝春秋）

主な参考論文

- 「久山町研究と消化器疾患」（九州大学）
- 「定期的に行った笑いヨガの身体的・精神的効果」（山口県立大学）

主な参考ホームページ

- 農林水産省…お米と健康・食生活／みんなの食育
- 厚生労働省…ヒジキ中のヒ素に関するQ&A／令和4年「国民健康・栄養調査」の結果／アクティブガイド2023／歯周疾患の自覚症状とセルフチェック／HPVワクチンについて知ってください 子宮頸がん予防の最前線／アルコール／ATBC Study (Finland)
- 内閣府 食品安全委員会…ヒジキに含有されている無機ヒ素について
- 東北大学…ムキムキを目指すだけが筋トレではない。筋トレで死亡・疾病リスクが減少 週30〜60分を目安に
- 京都府立大学…座りすぎに注意！ 1日7時間以上座っていると乳がん罹患リスクが上昇
- 東京大学医科学研究所附属病院…遺伝性大腸がん（家族性大腸がん）外来
- 日本大学病院…遺伝性乳癌
- 国立研究開発法人 国立がん研究センター がん対策研究所予防関連プロジェクト…大豆・イソフラボン摂取と乳がん発生率との関係について／緑茶飲用と胃がんとの関連について／日本人における禁煙年数とがん罹患リスク／食物繊維摂取と大腸がん罹患との関連について／アブラナ科野菜と肺がんとの関連について／カルシウム、ビタミンD摂取と大腸がん罹患との関連について／肥満度（BMI）とがん全体の発生率との関係について／睡眠時間と死亡リスクとの関連について
- 国立国際医療研究センター 糖尿病情報センター…がん
- 独立研究開発法人 国立長寿医療研究センター…ウォーキングの新たな効果 〜がん死亡との関連〜

- 公益財団法人 長寿科学振興財団 健康長寿ネット…がん予防のための食事とは／がん予防の運動とは
- 公益財団法人 日本対がん協会…正しい知識の普及啓発／がん予防・がん検診の推進
- 公益社団法人 日本産婦人科学会…子宮頸がんとHPVワクチンに関する正しい理解のために
- 農研機構…ミカンとβ-クリプトキサンチン
- 日本生活習慣病予防協会…生活習慣病とその予防
- 日本ヒューマンケア科学会誌…リンゴの機能性の活かし方
- 保健指導リソースガイド…乳がんの予防に「地中海式ダイエット」が効果的　リスクが32％低下／わずか5分の運動でも「がんリスク」を32％減少　無理なく続けられる「新しい運動法」を開発
- 海外がん医療情報リファレンス…ニンニクと癌予防
- がんプラス…フラボノイドでがん予防?　パセリやセロリに含まれる成分
- 糖尿病ネットワーク…「笑い」が糖尿病やメタボ、がんを改善　よく笑うと健康効果が
- がんナビ…「笑い」で気分が改善、痛みと認知機能も向上
- カゴメ…ブロッコリーの新芽由来の機能性成分〝スルフォラファン〟による肝機能改善効果を確認
- ヨミドクター…貧乏揺すりが命を救う！かもしれない―英研究
- 日本経済新聞…がん予防にキノコ役立つ?よく食べる人リスク45％低く／野菜に勝る?　老化防ぎ、寿命伸ばすフルーツ／「笑うと健康になる」を遺伝子レベルで検証する
- 日刊ゲンダイDIGITAL…葉や皮に含まれるフロレチンに注目 リンゴでがんを撃退?
- サライ…犬は最高のパーソナルトレーナー。犬の散歩は人の健康寿命を延ばす

人生の活動源として

いま要求される新しい気運は、最も現実的な生々しい時代に吐息する大衆の活力と活動源である。

文明はすべてを合理化し、自主的精神はますます衰退に瀕し、自由は奪われようとしている今日、プレイブックスに課せられた役割と必要は広く新鮮な願いとなろう。

いわゆる知識人にもとめる書物は数多く窺うまでもない。

本刊行は、在来の観念類型を打破し、謂わば現代生活の機能に即する潤滑油として、逞しい生命を吹込もうとするものである。

われわれの現状は、埃りと騒音に紛れ、雑踏に苛まれ、あくせく追われる仕事に、日々の不安は健全な精神生活を妨げる圧迫感となり、まさに現実はストレス症状を呈している。

プレイブックスは、それらすべてのうっ積を吹きとばし、自由闊達な活動力を培養し、勇気と自信を生みだす最も楽しいシリーズたらんことを、われわれは鋭意貫かんとするものである。

—創始者のことば—　小澤和一

監修者紹介

工藤孝文

1983年福岡県生まれ。福岡大学医学部卒業後、アイルランド、オーストラリアへ留学。帰国後、大学病院、地域の基幹病院を経て、現在は、福岡県みやま市の工藤内科で地域医療を行っている。専門は、糖尿病・肥満症・漢方治療。「ガッテン！」(NHK)、「世界一受けたい授業」(日本テレビ)など、テレビ番組への出演・医療監修のほか、健康関連の著作も多い。日本内科学会・日本糖尿病学会・日本肥満学会・日本抗加齢医学会・日本東洋医学会・日本女性医学学会・日本高血圧学会・小児慢性疾病指定医。

「がんにならない人《ひと》」の習慣《しゅうかん》、
ぜんぶ集《あつ》めました。

青春新書 PLAYBOOKS

2025年3月25日　第1刷
2025年4月20日　第2刷

監修者　工《く》藤《どう》孝《たか》文《ふみ》

編　者　ホームライフ取材班《しゅざいはん》

発行者　小澤源太郎

責任編集　株式会社プライム涌光

電話　編集部　03(3203)2850

発行所　東京都新宿区若松町12番1号　〒162-0056　株式会社青春出版社

電話　営業部　03(3207)1916　振替番号　00190-7-98602

印刷・三松堂　製本・フォーネット社

ISBN978-4-413-21224-3

©Kudo Takafumi, Home Life Shuzaihan 2025 Printed in Japan

本書の内容の一部あるいは全部を無断で複写(コピー)することは
著作権法上認められている場合を除き、禁じられています。

万一、落丁、乱丁がありました節は、お取りかえします。

青春新書プレイブックス
「習慣、ぜんぶ」シリーズ

青春新書 PLAYBOOKS

「老けない人」の習慣、ぜんぶ集めました。

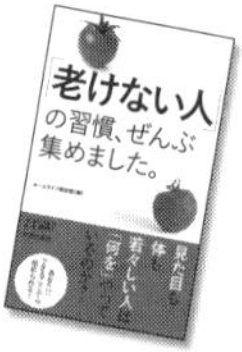

ホームライフ取材班［編］　ISBN978-4-413-21205-2 本体1000円

見た目も体も若々しい人は「何を」やっているのか？

「ボケない人」の習慣、ぜんぶ集めました。

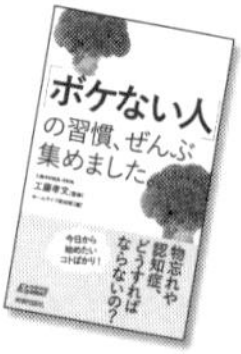

工藤孝文［監修］
ホームライフ取材班［編］　ISBN978-4-413-21212-0 本体1070円

物忘れや認知症、どうすればならないの？

「長生きする人」の習慣、ぜんぶ集めました。

工藤孝文［監修］ ホームライフ取材班［編］　ISBN978-4-413-21209-0 本体1070円

「疲れない人」の習慣、ぜんぶ集めました。

工藤孝文［監修］ ホームライフ取材班［編］　ISBN978-4-413-21215-1 本体1070円

「熟睡できる人」の習慣、ぜんぶ集めました。

工藤孝文［監修］ ホームライフ取材班［編］　ISBN978-4-413-21216-8 本体1070円

「ストレスに負けない人」の習慣、ぜんぶ集めました。

工藤孝文［監修］ ホームライフ取材班［編］　ISBN978-4-413-21218-2 本体1070円

「やせてる人」の習慣、ぜんぶ集めました。

工藤孝文［監修］ ホームライフ取材班［編］　ISBN978-4-413-21207-6 本体1070円

「お金が貯まる人」の習慣、ぜんぶ集めました。

ホームライフ取材班［編］　ISBN978-4-413-21201-4 本体1000円

※上記は本体価格です。（消費税が別途加算されます）
※書名コード（ISBN）は、書店へのご注文にご利用ください。書店にない場合、電話またはFax（書名・冊数・氏名・住所・電話番号を明記）でもご注文いただけます（代金引換宅急便）。商品到着時に定価＋手数料をお支払いください。
〔直販係　電話03-3207-1916　Fax03-3205-6339〕
※青春出版社のホームページでも、オンラインで書籍をお買い求めいただけます。ぜひご利用ください。〔http://www.seishun.co.jp/〕

お願い　ページわりの関係からここでは一部の既刊本しか掲載してありません。折り込みの出版案内もご参考にご覧ください。